U0057398

AQUARIUS

AQUARIUS

AQUARIUS

AQUARIUS

後青春 Restart

後青春，更超越青春。

從心理、健康、照護，到尊嚴的告別，

我們重新啟動一個美好的人生後半場。

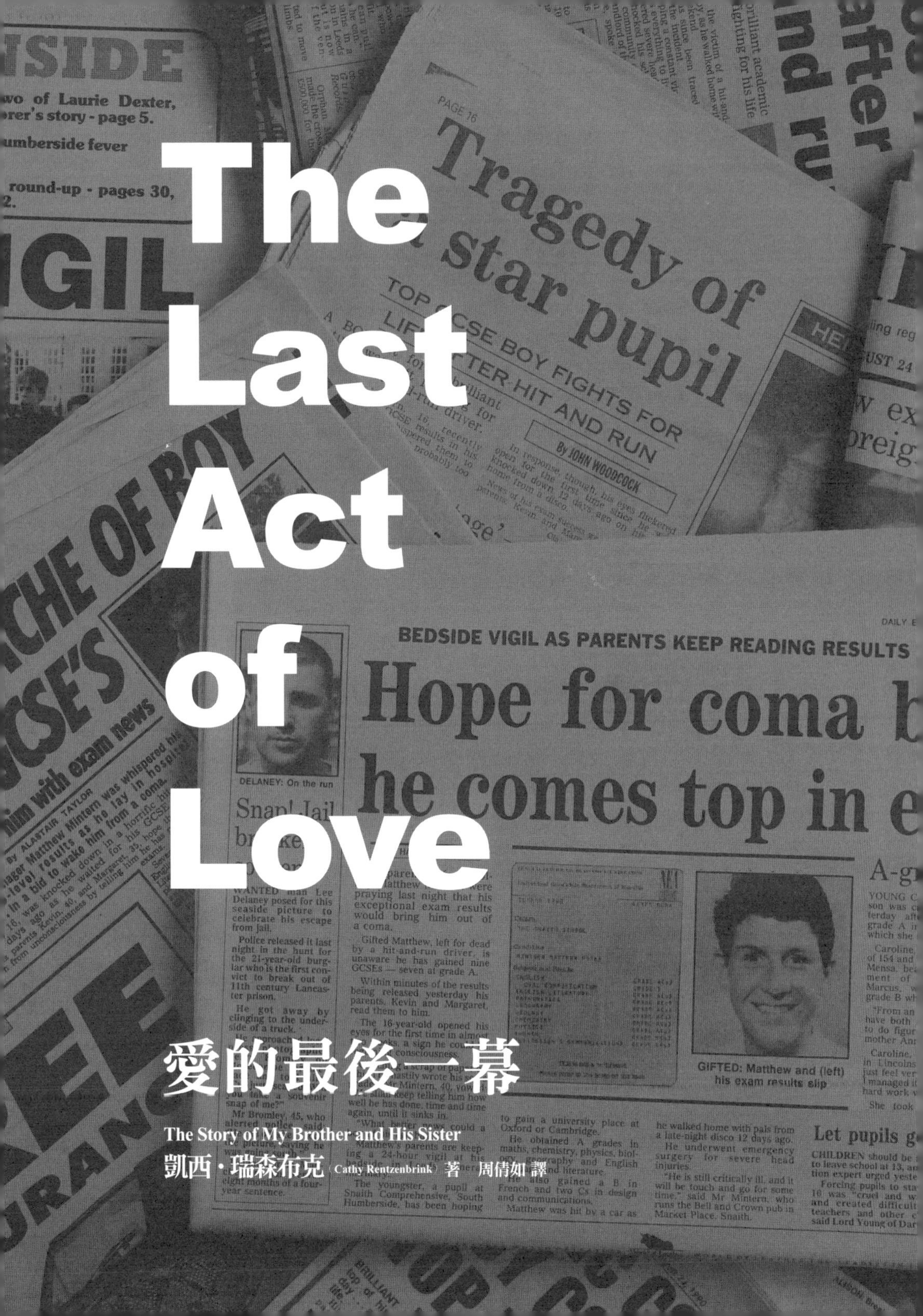


# The Last Act of Love

# 愛的最後一幕

The Story of My Brother and His Sister

凱西・瑞森布克（Cathy Rentzenbrink）著　周倩如 譯

【推薦序】

# 如果有一天，變成植物人，你會……？

朱為民（台中榮總嘉義分院緩和療護病房主任、二〇一六年 TEDxTaipei 講者）

「如果有一天，變成植物人，你會想要怎麼做呢？」這是我常常在演講中，挑戰聽眾的一個問題。

我問大家：「你會希望持續使用鼻胃管、人工營養，甚至呼吸器，來長期維持你的生命嗎？」

我每次問，答案幾乎都是一致的：「當然不要啊，太痛苦了。」

英國作家凱西．瑞森布克撰寫的這本《愛的最後一幕》，讓我們知道，植物人以及植物人家屬的生活，究竟「痛苦」在哪裡；同時，也讓我們看到，生命滿滿的愛。

我想從「代理決定」、「照顧」、「預立醫療決定」幾個觀點說明我對本書的感想。

## 「代理決定」：不是單純「幫」家人決定

這個故事的主軸，是在書中的主角馬修因車禍導致成為植物人狀態之後，家人到法院遞交申請書，希望可以移除維生治療和相關醫療支持措施。

我想請親愛的讀者，看到這裡的時候，先停一下，聽聽自己內心的聲音，是覺得支持、反對，還是迷惑？

這樣的抉擇無疑是非常困難的，相似的場景也幾乎出現在我們每天面對的醫療戰場上。例如：八十八歲的老爺爺因為肺炎併發敗血症被送到急診室，急診室外面擠滿了焦急的家人們，醫師走出來說：「現在問題很棘手，要插管才有機會，但插了管也有可能拔不掉，你們要救嗎？」

這時，大家嘰嘰喳喳開始討論起來。大哥說：「哎！爸年紀這麼大了，不要再讓他受苦了。」二哥說：「哥，你怎麼可以這樣，這不是見死不救嗎？我辦不到……」小妹一邊流淚一邊說：「不可以，怎麼可以不救，爸……」站在一旁的奶奶，爺爺的太太，輕聲說著：「你爸爸最怕痛了，這樣好嗎？」每個人，面對死亡，都有不同的意見，都會有不同的看法。

而無論到最後有沒有急救，只要是發生了不好的結果，總是會有一方帶著悔恨：「早知道那個時候不要插管就好了……唉！」

代理決定的過程與結果，好像不管怎麼做，都做不好，都要煎熬。

身為推廣安寧緩和的醫師，我想說的是，「代理決定」，不是單純「幫」家人決定。因為你是那個最了解他的人，你了解他的信念、價值觀、面對生命的挫折和挑戰他會怎麼做。你不是替他決定，而是站在他的角度，幫他說出，如果他可以發聲的話，會想要怎麼做。

在這本書裡面也有很動人的實例，馬修的母親在最後呈給法院的申請書這樣寫道：「一天早上夢見馬修後醒來，我發現如果他看得見我們為了他可憐扭曲的身體所付出的一切，他一定會說我們瘋了。」

後面，她又這樣說：「馬修絕不會想要被困在這種可憐又無望的狀態。他曾經對自己的聰明才智和體育才能感到自豪，現在的他躺在那裡，眼神空洞，食物從一端打入，再利用直腸栓劑從另一端出來，無法交談或擁有任何喜悅。」

這些話如果不是跟馬修朝夕相處十幾年的母親，其他人是說不出口的。正因母親非常了解馬修，所以在兒子不能說話的時候，她才可以幫助馬修做他最希望的決定。

## 「照顧」：不是生活的片段，而是生命的全部

我常常說，「照顧」有多麼辛苦，要等到你變成照顧者的那一天，才會親身體驗。

我的父親在二〇一三年因為跌倒後引發的腦出血，後續產生了失智和失能的現象。從那一刻起，我和母親無預警地成為照顧者，我才發現，照顧一個病人有多麼辛苦。只要病人失智或失能到一定的程度，照顧幾乎是二十四小時沒有停止的。半夜，我父親咳嗽一下，母親就必須要起來幫他拍痰，確認他沒有嗆到，幫他蓋好被子，然後再躺回床上。這樣來回幾次，天就亮了。而天亮之後，又是一整天的照顧行程：復健、安排進食、運動、洗澡、拍痰……每一天的重複，照顧者的身心承受著巨大的壓力。

甚至，照顧者累了，想要把病人送到機構去的時候，還必須要面對外界和自己內心龐大的自責的聲音。就像馬修的媽媽，在想要把馬修送到療養院去的時候，她是這麼想的：「就是在那個時候，我第一次考慮把他轉到療養院。這是我做過最困難的決定，這代表著失敗，我覺得羞恥。我發過誓，馬修永遠都會待在家裡接受照顧，後來明白他一輩子不會好起來了，我希望他能在家中逝世，身邊圍繞著所有愛他的人。照顧他讓我身心俱疲，卻只是白費力氣。」

這並不是特例，而是每一個照顧者都會遇到的考驗和試煉。

我的想法是，「照顧」不應該是照顧者生命的全部，照顧者應該要保有自己的生活，這樣照顧才走得長久。所以，長照的資源、外籍看護工，或甚至日間照護、機構照護，只要對照顧者有幫忙，都應該去了解。

## 「預立醫療決定」：對自己的生命預先做醫療規劃

沒有人知道，明天和意外，哪一個會先到。與其在意外發生之後，讓家人、朋友替自己做代理決定，承受心理的負擔和壓力，不如自己先決定好：如果身體出了哪些狀況，你想要接受哪些醫療措施？並請記得，把你的決定告訴家人。

這就是「預立醫療決定」。

二〇一九年一月即將施行的《病人自主權利法》，剛好和本書以及馬修的遭遇相關。《病人自主權利法》的相關規範，只要是具有行為能力的人，都可以為自己做「預立醫療決定」。如果有一天成為「永久植物人」、「末期病人」、「極重度失智」、「不可逆轉昏迷」等臨床狀況，都可以透過事先做好的「預立醫療決定」，拒絕相關的「維持生命治療」、「人工營養以及流體餵養」。

看完《愛的最後一幕》這本書，讓我們深刻了解到，植物人和他的家庭要面對多少的困難和煎熬。同時也給我很深的體悟，「預立醫療決定」是每個人都必須要做的一件事，特別是如果你對這個問題有答案的話：

「如果有一天，變成植物人，你會想要怎麼做呢？」

誠摯向大家推薦這本好書。

# 佳評如潮

「對於照顧植物人的家屬來說，不管是牽手還是放手，都是一種痛。唯有像作者一樣如實地面對內心的失落，才能在多年以後體會到：『牽手及放手都不再只是痛，裡頭還有思念及愛。』」——**新馬安寧療護推動者，馮以量**

「深刻動人……能將一個悲慘故事轉化成如此美麗又感人肺腑的作品是非常了不起的成就，身為神經外科醫師，我對這類的故事再熟悉不過……在工作上或親自經歷過大腦嚴重損傷的每個人都該讀讀這本書。事實上，這個社會似乎難以接受有意義的人生不只是一顆跳動的心臟，而為此擔憂的每個人也該讀讀這本書。」——**《新政治家雜誌》**（New Stateman），**亨利・馬許**（Henry Marsh）

「誠實無畏，深刻動人……《愛的最後一幕》說的是失去，但說的同樣也是勇氣和希望，這就是這本書如此獨一無二，值得一讀，最終得以激勵人心的原因……人性不屈不撓的精神意志令人敬佩。」——**《星期日快報》**（Sunday Express），**漢娜・貝克曼**（Hannah Beckerman）

「妙筆生花……凱西・瑞森布克揭露意義深遠的人生真相：我們要認真去愛，勇敢去愛，即使這樣做可能會摧毀我們；我們必須正視曾經傷害我們的過去，並找出方法與之共處；我們可以挺過難以想像的傷痛，最終慢慢復原……她帶著端莊、自信和一顆無比寬大的胸懷從這本無所畏懼的回憶錄崛起。」——**《星期日泰晤士報》**（Sunday Times）

「該如何面對比死亡更悲慘的命運降臨在世上最心愛的人身上？……凱西以鮮明視角和平實文字說出一個傷心至極的故事。她努力去面對、接受這個可能發生在任何人身上的悲劇，卻毫不煽情，自怨自艾……《愛的最後一幕》無疑是今年讀到最勇敢、動人的一本書。」——**《每日快報》**（Daily Express）

「優秀非凡……文字優美……凱西・瑞森布克為回憶錄的文體帶進了真真實實的血肉。」——**《泰晤士報》**（The Times）

「寫實誠懇……一本閃耀著愛與希望的故事。」——**《獨立報》**（Independant）

「精彩感人……鼓舞人心，生動有趣……凱西・瑞森布克的文筆相當優美。」——**每日郵報**（Daily Mail）

「儘管頁頁帶著悲傷，這份寫給摯愛手足的情書卻充滿啟發。」——**《星期日鏡報》**（Sunday Mirror）

「本書筆調溫潤，見解精闢。當然，悲傷、憤怒和內疚佔據大部分的篇章——但主導其中的情緒是滿滿的愛。」——**《金融時報》**（Financial Times）

「年度最佳寫實文學作品。」——**《紅雜誌》**（Red），**莎拉・曼寧**（Sarra Manning）

「本書不僅是作者堅強所述的家庭悲劇，也是對手足之情的無盡思念，是如何迎著悲傷成長，探討愛、人生和兩者之間的故事。凱西的文筆如此勇敢、美麗，讓我驚嘆不已。」——**《書商雜誌》**（The Bookseller）

「這本書是對心碎、永別的複雜情緒的，一種美麗、勇敢的探索。」——**《好主婦雜誌》**（Good Housekeeping）

「精彩絕倫……描述一個家庭真實、心碎又鼓舞人心的悲劇故事。一定要讀。」——**《遇見你之前》**（Me Before You）**作者，喬喬・莫伊絲**（Jo Jo Moyes）

「這是一本非常棒的書……關於愛和失去，以及學會在逆境中生活。你可能會哭，但讀了之後一定會感覺更好。非讀不可。」——**《活著的理由》**（Reasons to Stay Alive）**作者，麥特・海伊格**（Matt Haig）

「這本愉快、溫柔、痛苦的書，道出所有嚐過失去滋味的人的心聲，無論程度輕重……這差不多意味著全世界每一個人。」——**黛博拉・蒙格蓋赫**（Deborah Moggach）

「出色、感動、溫暖、傷心，久久無法釋卷。我讀過最棒的回憶錄之一。」——**蘇菲・漢娜**（Sophie Hannah）

「我從不知道一本關於悲傷的書可以有那麼多的樂趣。」——**妮娜・史提比**（Nina Stibbe）

「令人心碎……充滿啟發。」——**《衛報》**（Guardian）**年度最佳書籍得主，達米安・巴爾**（Damian Barr）

「我讀完凱西・瑞森布克這本關於親情、哀傷、否認和勇氣的心碎回憶錄，比還沒讀之前變得不一樣了。」——The Pool**網站創始人珊姆・貝克**（Sam Baker）

「關於家庭和親情的回憶錄。本書無庸置疑會激勵讀者表現出最好的自己。」——The Debrief**網站專欄作家，亞歷山德拉・海明斯萊**（Alexandra Heminsley）

「這是一本感人肺腑、充滿勇氣的書，令人心碎，卻出色而美好。」——**《別相信任何人》**（Before I Go to Sleep）**作者，S.J.華森**（S.J.Watson）

「感染力驚人，充滿共鳴……包覆在痛苦之外的那份永恆的愛，是讓我手不釋卷的動力。」——**《底下的風景》**（The View on the Way Down）**作者，瑞貝卡・偉特**（Rebecca Wait）

「精彩絕倫、強而有力、振奮人心，私密卻又充滿共鳴……凱西・瑞森布克找到方法去表達我們每個人經常絞盡腦汁想要解決的事情：如何活在世上，冒險去愛；如何面對曾經傷害我們的過去，竭盡所能與之和平共處。」——**《娃娃屋》**（The Miniaturist）**作者，潔西・波頓**（Jessie Burton）

獻給我的原生家庭：
我的父母和我那已逝的寶貝弟弟。

喔，我們可沒錢
我們或許貧窮可笑
但我們會一路旅行，唱著我們的歌，肩並著肩。
哈利・伍茲（Harry Woods）

緊急大腦手術非常簡單，只需要在頭骨上鑽幾個洞，然後把血排乾——大多數的實習醫生都有這個能力。然而，動手術是否能挽救病人的性命，這個問題就困難多了。

**亨利·馬許**

（神經外科醫師）

目錄



## 第一幕

## 第二幕

## 謝幕

# 第一幕

# 祈禱樹

醫院的附設教堂不是我記憶中的模樣。這些年來，我一直想像那是藏在醫院深處的樸實木房。然而回到這裡，只見陽光穿透華麗的彩繪玻璃照映在祭壇上。祭壇鋪著繡花布，擺上巨大的黃銅燭台，感覺就像真正的教堂。

我問牧師從我二十多年前來到這裡至今，是否有任何改變。

「我們換了新地毯，座位也換了粉紅色椅套。」她告訴我，「不過屋頂經常掉煤灰，我成天在這兒拿著吸塵器打掃。」

教堂一側有棵小樹，樹下倚著可愛的藍白象娃娃，樹叢間夾著一張張的色紙。

「那個挺新的。」牧師說。「是祈禱樹。妳當初來到這裡時還沒有。」

我走過去，輕輕地用拇指和食指夾住一片葉子。是塑膠葉，不過從遠處看相當栩栩如生。我讀著色紙上的文字，心想這種做法對無神論者肯定簡單得多。相較於跪在祭壇前，想盡辦法對著不篤信的神祇說話，寫寫東西夾在樹上，對一個陷入絕境的無神論者而言要簡單太多了。紙上寫滿各式字跡，行間的文法和拼音參差不齊，然而讓我印象深刻的是那些無心添加標點符號的文字：我想像他們用盡了心力祈禱。有些筆跡娟秀成熟，有些筆跡渾圓幼稚。

**祝福你的寶寶平安出生。**

**十五年了，我仍像昨日一樣想你。**

**親愛的上帝，謝謝祢聆聽我的禱告。**

**請保佑我的弟弟平安。我好愛你，小傢伙。**

**給我最最親愛、最最思念的女兒。**

**她卒於一九八三年十月二十五日。我沒有一天不想她。**

**請為我們所有的人祈禱。**

我停下來，沉浸於他人的故事，他人的愛，思索當中的意義，與我之間的共鳴。

我很好奇當初從加護病房前往家屬過夜房的我，恍恍惚惚走進這裡的時候，如果這棵樹已經存在，我會寫下什麼內容？我很清楚我要的是什麼，但我會如何化成文字？我會向誰送出禱告？

**請不要讓我弟弟死掉。**

**親愛的上帝，請不要讓我弟弟死掉。**

**請為我弟弟祈禱。我不要他死。**

**別死，馬修，拜託別死。**

時間之牆崩潰倒塌，我看見自己跪在地上，一邊哭泣一邊祈禱，雙手緊握，對某個未知力量說話。

**拜託別讓他死，拜託別讓他死，拜託。**

**我什麼都願意做，拜託別讓他死。**

現在的我才赫然發現，當初那些祈禱並不能說沒有應驗。我的心願成真了。我弟弟沒有死。然而，在那時候我不知道的是，我許錯了心願。那時我不知道，凡事並非只有黑白兩面如此單純，這並不是一個非生即死的世界，世上還有千千萬萬比死亡更悲慘的遭遇。這便是站在祈禱樹旁的我和多年前跪在祭壇前的女孩的不同之處。她以為那是她一生中最糟的一天，如今的我知道更糟的還在後頭。她擔心弟弟看不到明天的太陽，但現在我才知道他走了對大家都好。如果當初她跪在這裡為他的性命祈禱時，他的心臟停止跳動了，心電圖上的波動變成一條直線了，醫院宣告他死了，我們接受了面對了，這樣對大家都好。如果當時馬修死了，一切都會好得太多太多。

她許錯了心願。

我許錯了心願。

# 愛的存在

星期天，我們在家族酒館後方的車庫裡，像一般青少年一樣懶洋洋地度過了漫長午後。營業時間還沒到，所以酒館大門緊閉，沒有平常進進出出的人潮，沒有開心返家途中的顧客進來歇腳閒聊，也沒有點唱機從後門傳來的音樂。就只有我、我弟弟馬修和我們那隻父母不詳的狗狗波莉。波莉還是小狗的時候，就被人裝進袋子扔到河裡，牠長得像黑色的拉布拉多，一身微捲的毛。牠和馬修成天形影不離，但我們不得不把牠綁起來，因為隔壁鄰居垃圾桶裡的外賣中菜實在太誘人。牠對我們的愛，總是戰勝不了剩菜剩飯的吸引力。

車庫很大，比起杏樹大道上只能停一輛車的車庫寬敞得多。以前我們就住在隔壁鎮的那條大道上，一年前才搬來酒館。

這間大得驚人的車庫可以停四到五輛車，儲存了各式各樣的油漆。前任屋主沒有清空車庫，所以到處都是用了一半的油漆罐，七彩繽紛的油漆從罐子旁邊流下。這裡還有許多機械零件、舊啤酒泵、幾樣照明設備。看樣子酒館裡壞掉的東西統統都被丟到這裡，或許日後還能派上用場。地上有個維修洞，用來讓人進去檢查車底的設計。馬修正在做某種實驗，使用的工具包括了老虎鉗、銅線、裝滿液體的燒杯，架上和地板更是擺滿了許多玻璃空杯。最近馬修給爸媽捅了個大婁子。他用啤酒杯裝機油，最後不知怎地跑到酒館的洗碗機裡，導致洗碗機故障，讓一次忙碌的營業日變得手忙腳亂。連疼他的服務生領班卡羅都看不下去。

「那個小伙子，大家都太寵他了。」她曾這樣搖搖頭說。

那天下午，我們在討論愛的本質。或許應該這麼說，馬修正在忙著拆解兩輛報廢的機車，把一輛車上的零件裝到另外一輛車上，而我正在費盡心思說服他愛確實存在。

「我不這麼想。」他說。「愛只是一種幻覺，讓人類繁衍後代，照顧孩子的詭計。」

「可是我相信愛真的存在，因為我感覺得到，難道你感覺不到嗎？」

「我覺得愛是一種騙術，到頭來就是為了延續物種。」

「我愛的人可多了。」

馬修鬆開一顆螺栓。「妳愛誰？」

「當然是老爸和老媽。」我一口氣說出一長串親朋好友的名字。

「還真多。」馬修說。「妳真的愛他們？」

「沒錯。還有你，說不定所有人裡頭，我最愛的就是你。」

他對我咧嘴一笑，臉上沾滿油漬。我那帥氣的弟弟魅力十足，他自己也相當清楚。

「不過這份愛沒機會得到回報的話，我可能會把你踢出名單。」

「別擔心。」他拿起一塊破布擦手。「我想如果非得選個我愛的人，那應該就是妳了。這樣夠好了嗎？」

「勉勉強強囉。」

幾個禮拜後的某個星期天下午，我們來到河岸邊的泥土路，準備試乘重新組裝的機車。馬修利用兩輛報廢車成功做出可以運轉的機器，他一路帶著驕傲和喜悅牽著機車前進，三不五時還會寵溺地拍一拍機車。我拉著波莉的狗鏈，雖然對機車不感興趣，但很高興能一起出門走走；今天天氣晴朗，天空一片蔚藍，雲朵也有如明信片裡的風景畫。

一離開大路，我就解開波莉的狗鏈，讓她去尋找死掉的東西在上面打滾。我站在原地看著馬修在泥土路上騎來騎去。他看起來巨大無比，完全不成比例。他才十六歲，法律規定只能騎50cc的機車，但一百九十五公分的身高讓車身看起來十分嬌小。等他滿十七歲就能升級成125cc，但老爸老媽想要說服他改買汽車，他們認為這樣比較安全。

馬修在我身旁停下來，碎石紛飛。

「太酷了。妳想試試嗎？妳可以騎在草地上免得摔車。」

雖然我討厭這個主意，但還是很高興他開口問了。我連自行車都騎得不是很好，但我想表現一下，讓他為我驕傲，所以一口答應。

他把對我而言過大的手套交給我。我跨上機車，專心聆聽他的吩咐，戴上安全帽。安全帽裡洋溢著油與汗水的氣味，戴起來有點緊。我遺傳到老爸，有一顆大頭，這是某位客人興沖沖地告訴我的。

我油門一催出發了。剛開始是一陣短暫的興奮感，呼嘯而過的風，雀躍的歡呼聲。我想大聲吶喊，「我在騎機車！我真的做到了！」但就在這時，我把一切該做的事忘得一乾二淨。我想慢下來，速度卻越來越快，我不曉得該如何停止。只能和機車分道揚鑣了：我往旁邊一撲，跌在草地上。機車沒有停下來，繼續往反方向衝，最後翻倒在地。我躺在地上大口喘氣，仰望著蓬鬆的白雲。我想應該沒有哪裡受傷，然後波莉出現了，湊著安全帽東聞西嗅，想把舌頭伸進來舔我的臉。馬修在我身邊跪下。

「妳沒事吧？」

「我沒事。」我坐起來，覺得有點頭昏。他幫我脫掉安全帽，映入眼簾的是他憂心忡忡的臉。

「你果然愛我。」我對他說。

「什麼？」

「你沒有跑去看看機車怎麼樣，而是先跑來我這裡。我說這就是愛。」

他放聲大笑。「說得有道理，不過可別太多愁善感。」

我們牽回毫無損傷的機車，一起走路回家。一對姊弟牽著一輛機車和一隻狗。

兩個禮拜後的星期天下午，我來到里茲綜合醫院（Leeds General Infirmary）的加護病房，坐在陷入昏迷的馬修旁邊。他愛不愛我已經無關緊要，重要的是深愛他的那個我，人生從此徹底改變。

# 最後點餐時間

公車站附近有座小公園，我和好友克里斯正躺在公園樹下的草地上，聽著他那台從不離身的隨身聽播放搖滾樂手路・瑞德（Lou Reed）的歌。今天過後，我在塞爾比（Selby）平凡的青少年生活將不復存在。〈來狂野的這岸走走吧〉（Walk on the Wild Side）這首歌響起時，克里斯問我「吹簫」是什麼意思。我有一股優越感，因為我知道而且可以告訴他。接下來我們一起唱〈完美一天〉（Perfect Day）的開頭旋律。我透過枝葉仰望天空，深信未來即將變得越來越刺激有趣。

我搞錯歌詞了，以為路・瑞德唱的是「小心點，你將美夢成真①」。以為他在向我保證只要我好好照顧自己，不久的將來就會有好事發生。

克里斯提議在我房間牆壁上畫一幅壁畫。當初搬進來的時候，爸媽說過「照妳喜歡的方式裝潢自己的房間吧」。於是我在市中心的ＤＩＹ商店買了鼠尾草綠和丁香紫的油漆，但剛上完底漆就失去興趣，所以目前牆壁是一片亂七八糟的綠色和紫色。我本來打定主意請朋友在牆上寫詩，但第一個下筆的人就把英國詩人華茲華斯的詩作引用錯誤，成品看起來糟糕透頂。

「我不收工錢。」克里斯說。「但我得跟妳收油漆的費用，可以嗎？」

我答應了。我心想，多麼美妙的成熟對話。我有個搞藝術的朋友要幫我在房間牆上畫壁畫，而我要付油漆的錢。

我們坐公車回斯內斯（Snaith），我至今仍然自豪爸媽擁有鐘與花冠酒館，自豪我住在一棟自一六三三年的教區紀錄就提過的建築物裡。酒窖一直保留最初的模樣。

---

① 正確的歌詞應該是You're going to reap just what you sow（種什麼因，得什麼果），但作者聽成You're going to reach just watch yourself。

我經常下樓待在那裡聆聽各種聲音，編織穿越時間的小說情節，由古往今來的女服務生擔任主角。

每次開店後，我都會坐在吧檯高腳凳上看書，等待第一位客人光臨。

「看看妳埋頭讀書的樣子。讀書可不會幫妳找到老公。」店裡的客人會這樣說，但他們也喜歡看我善於給填字遊戲解題或分享嘗試的模樣。

我喜歡跟上門的各種客人聊天。「妳的話鋒好尖銳，小心割傷自己。」他們會說，或「怎麼？妳吞了一本字典啦？講話文謅謅的。」不過他們教我各式各樣我不懂的事情，例如賽馬的名字是怎麼取的，以及玩多米諾骨牌賭錢。我學會用正確的口音說約克郡人的座右銘：「多聽、多看、少說話。多吃、多喝、少付錢。絕不要為別人無償做事。」還有「去他們的，咱們酒館去。去你的，這就是我。」

馬修很受女子飛鏢隊的歡迎，她們圍在他身邊輕聲細語，咯咯傻笑。「喔，這個年輕人會害我惹上麻煩。」

「他真是個自大的王八蛋，不是嗎？」有個男人在吧檯附近對我說。

「可能吧。」我說。「但憑良心說，他有條件自大。」

去年秋天搬來後，我們都很享受在這裡得到的權勢和地位。以前住的小鎮，大家都把我們當作個性古怪、難以歸類的局外人看待。老爸是滿身刺青的愛爾蘭人，喜歡在街上唱歌，時常光顧酒館。喜歡老爸的人都說他是面惡心善的好人，但不是所有人都這麼想。老媽是一名公務員，鎮上鮮少有女人穿套裝上班，所以在外人眼中他們是一對怪異的組合。至於我和馬修，大家都覺得我們聰明過頭，很不討喜。但如今，我們的怪裡怪氣似乎對我們有利，所有人都想認識我們。

生活在這裡，再美好不過了。雖然對老爸而言，身為一個住在英國的愛爾蘭人，不總是那麼順遂，但到了一九九〇年，一切都變了，大家開始愛上他的口音、他的歌聲，明白他是非常健談的好人。大家叫他卜派或長手，歸因於他那布滿刺青的粗壯手臂。「你知道她是長手的女兒嗎？」一個男的對另一個企圖和我搭訕的男人說。有些常客想出一個遊戲，把買東西的金額湊到三塊三三英鎊，這樣就能聽見爸說「山塊山山」。

我洗好澡，準備到吧檯換班，換上從二手衣店買來的奶油白襯衫和綠色麂皮背心，以及上面有藍白條紋口袋的橘色七分褲，給我的紅棕色頭髮綁上幾個禮拜前在怪東西樂團（The Wonder Stuff）的演唱會上第一次綁的綠紫相間髮帶，套上沒有鞋帶的便鞋，動身下樓。

這是個平凡的星期六晚上：忙碌，吧檯邊擠滿三、四排的人潮。我和馬修各有負責服務的區域，早已得心應手，要做的不僅僅是倒啤酒那麼簡單。我們必須表現出我們知道自己在做什麼，表現出我們知道亂成一團的客人孰先孰後，好讓客人放心。

「你是下一個。然後是你，再來是你。」我們會在一片聊天聲和點唱機的吵雜聲中大喊，明確指出入座順序，讓客人心安，免得他們覺得這裡人太多，決定造訪城裡的其他酒館。

這門差事很不簡單——經常得在酒窖石階之間跑上跑下，更換酒桶，或把一箱箱的瓶裝啤酒扛上樓。我們端小菜送啤酒，隨時注意大鐘，看指針從十點慢慢挪到十一點。

我們總是為了誰能搖響最後點餐機會的黃銅大鈴而爭吵。這天晚上就像每晚一樣，馬修靠身高和長手臂的優勢得逞。他一手搖鈴，另一手把我抓住，我只能拚命掙扎，卻徒勞無功。許多人點了第二輪的酒，在一陣手忙腳亂後，爸會搖鈴一聲，宣布打烊時間到。我們會把白毛巾蓋在所有啤酒龍頭上，然後離開吧檯，這樣就不必一直說不。

工作結束，老媽載我們到彩虹俱樂部，那是距離城外快兩公里處的一間撞球俱樂部，就建在灌木林地上。每逢星期五和星期六是迪斯可之夜。

「好好玩，要乖喔。」我們下車時老媽說。

我們走到吧檯邊，馬修點了兩杯酒。他在德斯克電廠（Drax power station）和費爾拉工程公司（Fairclough Engineering）做有薪水的工作，手邊很多閒錢，一星期拿一百二十塊英鎊，簡直是有錢人。而且他和我一樣，在自家酒館打工也有工資可拿。他幫自己買了一杯淡啤酒，幫我買了紅色女巫——茴香酒、蘋果酒和黑醋栗調製而成的雞尾酒。當然我們在法律上還未成年，但沒人在乎。在這個地區一般人普遍接受超過十六歲的人可以在酒館喝酒。

我恨不得能記住更多細節——我們和哪些人說了話，有沒有跳舞。當時可以誘惑我到舞池上的音樂應該有怪人樂團（the Cure）、軟細胞合唱團（Soft Cell）、史密斯樂團（the Smiths）、棒客樂團（the Pogues）。如果我們在場時放起治療樂團的〈貓奴〉（Love Cats）或軟細胞合唱團的〈腐敗的愛〉（Tainted Love），我肯定無法抗拒。我們可能有跳幾首歌，馬修高高站在那兒，愛動不動的，而我在他四周打轉。

我們沒有從頭到尾黏在一起。這裡每個人我們都認識——許多是店裡的常客——我們各自散開，和幾個不同的朋友閒聊，兜了一圈後再會合。我應該有摟著他，我向來如此。別人經常誤會我們是男女朋友，我們都覺得很好笑。「不是。」我會驕傲地說。「他是我弟弟。」

待了一陣子後，我們的其中一個常客問我要不要順便搭便車回家。我問馬修想不想一起來。他拒絕了。

就是這一刻。如果我能回到過去，逼他跟我一起走，一切將會不同。當然我知道這不可能。我只希望我可以告訴她，告訴那頂著紅褐色頭髮、一身二手衣的女孩，把所有發生的事寫下來。**寫下來**，我會說，**妳不會願意——妳會以為所有細節將一輩子烙印在腦海，但妳會忘的，只是妳不知道。**妳會忘記妳說過什麼，妳跟誰聊過天，有沒有跳舞。有好幾年，妳會記得馬修拒搭便車時說了什麼，妳會看見他撇嘴一笑，那是妳最後一次看見那張俊臉露出生動的表情，但後來妳就會忘了。妳會見不到他。妳會想不起他。妳會開始懷疑自己有沒有去找他，問他要不要搭便車。妳會開始擔心他的回答太諷刺，其實是自己的想像，是事後夢見的，其實妳根本沒去找他，沒問他要不要一起走，或者妳有去找他，只是沒有認真找。所以，這一切可能都是妳的錯，雖然妳不覺得這是真的，但接下來的日子妳會時常擔心自己記不起來，或記過頭了，不停回想的結果就是事情跳脫了現實變成虛構情節。

我和馬修小時候有一張很喜歡的聖誕專輯，我們會邊聽邊跳，裡頭大部分的歌都有歌詞，除了〈雪人霜霜〉（Frosty the Snowman）這首歌只有樂器演奏。

「為什麼雪人霜霜沒有歌詞？」我們問過老爸。他每次都忍不住開玩笑說是因為我們把那首歌放了太多遍，導致歌詞全被抹掉了。多年來，我們信以為真，擔心其他喜愛的歌曲也因聽太多遍而沒了歌詞。我們總是豎起耳朵，仔細聽歌詞有沒有變得越來越小聲。

現在我知道歌詞不會因為聽太多遍而消失，但我也知道了記憶會因為過分回想而變得曖昧不清。

我們在彩虹俱樂部，有人提議載我一程，我去找馬修問他要不要跟我們一起走。他倚著撞球桌，細長手指拿著啤酒杯，身穿牛仔褲、棕色皮衣和當時最喜歡的一件白T恤，上面印有大大的紅色字母「The The」。

「不用了。」他咧嘴笑著說。「我想再待一會兒，說不定會碰上什麼好運。」

我揚起眉毛，給他一個似笑非笑的表情，頭一歪，好像在說「你真是個自大的王八蛋。」然後就離開俱樂部，坐上車。

下次我再見到馬修的時候，他橫躺在馬路邊。以各種層面來說，他再也不會碰上任何好運。

# 有麻煩了

我從彩虹俱樂部回到家大約是凌晨一點。酒館漆黑一片，爸媽已經睡了。我走到房子後面，爬上樓，經過馬修的房間，然後走進自己的房間。我脫掉衣服，解開綁在頭髮上的緞帶，環視一塊青一塊紫的牆壁。我爬上床，然後做了什麼？在奪走一切的混亂夜晚發生前，我在想什麼？我可能聽了一卷混音錄音帶，或在唱機上放了一張唱片。那是一台有綠色和紫色按鈕的黑色唱機，馬修也有一台一模一樣的，是去年聖誕節老爸老媽送我們的禮物。我看了書嗎？有可能。從珍・奧斯汀的古典小說到吉莉・庫柏（Jilly Cooper）的愛情羅曼史，我什麼類型的書都愛看。最近我在學校偶然發現朱利安・巴恩斯（Julian Barnes）的作品，興起學法文的念頭，這樣一來我就能住在巴黎的一間閣樓裡，用福樓拜的母語讀他的作品。我喜歡想像自己是個會用法文讀小說的人。

當然，那時候看書仍是種消遣，而不是逃避現實的防禦機制。這是最後一晚，我閉上眼睛時不會害怕自己可能看見什麼；這是最後一次，我不會害怕下一次醒來可能會發生什麼事。

在半夢半醒之間，我聽見有人在停車場外大呼小叫。這種事已經司空見慣。酒館客人有時候會在半夜跑來找錢包鑰匙或老婆。我打開窗戶看看是怎麼回事。底下的男人看起來不像醉了也沒有生氣。他站在車子旁邊，車頭燈還開著，我看見副駕駛座上坐了個女人。

「這裡是馬修・米特恩的家嗎？」

「對，我是他姊。」

「妳最好來一趟，他有麻煩了。」

麻煩，這兩個字雖然可怕，但不算嚴重。我穿上剛剛脫掉的衣服，腎上腺素突然飆高，令人不快。沒必要吵醒爸媽，我可以自行解決。只是調皮的中學生在惡作劇之類的，善良的大姊姊出面，沒什麼事情擺平不了。馬修一定會感激涕零。我可能會有點生氣，但很快地我們就會一笑置之，然後把這件事告訴老爸老媽，也可能不會。

我拿起鑰匙，抓上手提包，飛奔下樓，來到停車場。我一爬進後座，那男人立刻開車。他告訴我馬修被一個肇事逃逸的駕駛撞倒在地，當時那男人和他的女朋友就在那輛車的後面，目睹了一切。他們停下來，從與馬修結伴同行的那群女孩口中問出他的名字，用鎮外的電話亭打電話叫救護車，再驅車前往酒館。

我馬上意識到事情比想像中嚴重，早知道就該叫醒爸媽，但現在已經太遲了。我們在路邊停車，我看見大批人群沐浴在車頭燈之中，全是在彩虹俱樂部的同一群人，和馬修沿著同一條路準備走路回家。他們往兩邊站開，我輕盈地從中進去。我聽見有人說：「那是馬修的姊姊。」

馬修躺在路上，身體蓋滿了外套，看起來好修長。我們認識的那個叫薇琪的女孩告訴我馬修已經失去意識，她幫他調整為復甦姿勢。我在他身邊跪下，用手背扶他的額頭，摸他的臉頰。他的雙眼緊閉，臉沒有受傷，也沒有血。我摸來摸去，找到脈搏，緊緊握著他的手腕，緊緊握著他仍然活著的證明。

與他同行的一個女孩告訴我，事發前他們三人並肩走著，馬修走在最外面，一輛車不知從哪兒衝出來，馬修突然間就不見了人影，接下來砰的一聲，他的身體跌落在他們前方的路上，而肇事的車子加速開走。

「他把他的外套給我穿。」她哭哭啼啼地說，「因為我冷，他就把外套給了我。」

好多女孩都在哭，現場的氣氛瀰漫著酒精催化下的歇斯底里。我知道我必須保持鎮定，不能受到影響。我和薇琪請大家往後站，好讓他們不要全擠在馬修旁邊。有些人在反方向圍成一個圓圈，以警告迎面而來的車輛。

警笛聲傳來，然後是一閃一閃的燈光。救護車抵達後，我可以從救護人員的行為舉止判斷情況有多嚴重。他們把馬修扛上擔架，從後門送進去。

「妳是他姊姊？上來吧，小姐。」

他們的動作迅速又熟練。其中一人用一把像是修剪花草的大剪刀剪開馬修的T恤。整件衣服被血染紅，上面印的紅色字母再也無法辨識。

「可是我沒看見傷口，」我說，「為什麼那麼多血？」

「血從他後腦勺出來。」救護人員說。我感覺肚子彷彿被重重打了一拳。他給我一些無關緊要的事情做：教我把酒精棉片貼在馬修的胸口，以及別上心電圖導線。

司機透過無線電在說話：「我們這裡有個嚴重傷患。」

他說：「我想最好送去平德費爾德（Pinderfields）。」

我知道平德菲爾德是韋克菲爾德（Wakefield）的一間大醫院。

另一個救護人員解釋我們要直接前往龐特佛雷特市立醫院（Pontefract Hospital），先把馬修的傷勢穩定下來，做進一步的評估，再送往更大的醫院。

「繼續和他說話，親愛的。」他說。「不要讓他離開我們。」

我拚了命地說個不停。我跟馬修說一切都會沒事的，跟他說那個繞到酒館後面停車場外的男人的事情。

「如果當初他從前門過來，就會聯絡上老爸老媽。我應該叫他們起床才對。到醫院後我會打電話給他們。」

直覺告訴我，馬修對薇琪有好感。我叨叨唸著他說，用這招來吸引薇琪的注意也未免太極端了。

我不停地說啊說，最後終於抵達龐特佛雷特。他們把馬修從我眼前推走。我想跟他走，卻被阻止了。

「我需要妳幫我填寫一些表格，親愛的。」一個護理師搭著我的肩膀說。

「小姐，祝妳好運。」救護人員說。

我坐在一間辦公室裡。我對護理師說馬修・彼得・米特恩今年十六歲，住在斯內斯的鐘與花冠酒館，直系親屬那一欄我給了爸媽的名字。

「我得趕快通知他們。」

護理師讓我使用辦公室的電話。我拿起笨重的話筒，開始撥號，剩下一個數字的時候，我停了下來，想像爸媽在電話裡聽到我的聲音時會多驚訝，想像他們聽見馬修的噩耗前，只剩下幾秒的睡眠時間可以沉浸在無知的快樂中。我不能再拖下去，我和馬修都需要他們。我撥下最後一個數字儿，想像電話鈴聲在另一端響起，打破臥房的寧靜。

「我和馬修在龐特佛雷特市立醫院。他出了車禍，醫院的人說很嚴重。」

說到「嚴重」兩字的時候，我的嘴唇微微顫抖，但總的來說，是一場冷靜有效率的談話。

我走到急診室的門口等他們來。剛剛聚眾鬥毆的一群人被醫院強行趕出去，因為他們在裡頭已經待了太久。護理師把他們臭罵一頓：「這個年輕小姐的弟弟剛剛出了車禍，這就是我們沒時間應付你們的原因。」

他們馬上乖得不得了，其中一人還到販賣機買了一杯茶給我。他們圍繞在我身邊，血跡斑斑的大臉上表露著善意和擔憂。

我一見到爸媽，再也壓抑不住激動的情緒。我們坐在塑膠椅上，我靠著媽媽的肩膀啜泣，爸爸環抱著她。幾分鐘後，有人帶我們去見馬修。他閉著眼睛躺在病床上，脖子戴著頸托，臉上罩著氧氣罩。他的臉上和胸口上方有些乾掉的血漬，但看起來很正常，令人放心不少。

「他是個大塊頭，」爸爸說，「像這樣的車禍他會撐過去的。」

醫生告訴我們，馬修的腦部受到重創，必須轉到里茲綜合醫院，那裡有一場手術正在等他。我們開車跟在救護車後面，我平躺在後座，含著眼淚凝視著高速公路上的路燈，回想每次全家人從約克郡開車到康瓦爾郡（Cornwall）的夜晚，我和馬修會一起擠在後座。我最早的一個回憶是我們曾經把膝蓋彎起來，腳底板貼腳底板，靠著對方假裝在騎車。

一到里茲，馬修就被拉走了，所以我們沒有見到他。我心急如焚，但媽媽說我們不能妨礙醫院工作，想要跟馬修黏在一起，哪怕只有一下下的時間，也會耽擱手術時間，耽擱治好他的時間。這席話稍微讓我冷靜下來。我們被帶到一間有桌椅還有茶壺和菸灰缸的小房間，喝著茶靜靜等待，感覺時間彷彿已經過了好久好久。

我注意到我的白襯衫下襬沾了啤酒漬，知道是早先在酒館倒酒的時候弄到的，又想著有了這個汗漬的存在後，世界竟出現那麼大的轉變。我點了菸。我從未在爸媽面前抽菸，但現在這小小的謊言屬於另一個世界。我的手提包上有血跡，那是我從二手衣店找到的棕色漆皮大包包，老太太提的那一種，我叫它葛拉迪絲。真蠢，我心想。給包包取名字，幼稚死了——我以後再也不要叫它葛拉迪絲了。然後，我低頭看見雙手的血漬。我不想洗掉。我在學校話劇演過馬克白夫人，拿過她的獨白用在考GCSE②測驗的戲劇科目上。我想到她，洗不去幽靈在雙手留下的鮮血。

「如果馬修死了，」我心想，「我就再也不洗手。」

我們又被帶到另一個房間，加護病房附設的家庭房。外科醫生說他從馬修的大腦移除了血塊，以及一塊頭骨，好讓大腦有腫脹的空間。現在要說手術成功或馬修以後的情況如何都還太早。

「我把你兒子從鬼門關救回來了，米特恩先生。」外科醫生說。「我們還不確定下一步該怎麼做。」

「他以後有辦法走路嗎？」我問道。

他神情焦慮地看著我。「目前一切都還很難說。」

他告訴我們醫院會給馬修注射鎮定劑，讓他睡上起碼四十八個小時。他需要休息——他們不希望他太快醒來，我們待會兒就可以見他。

我們繼續在小房間裡等待，我在沙發上縮成一團哭。我仍然不相信竟然發生這種事。就在這時，又來了一家人——病患是一個二十多歲的男子，名叫艾利克斯。來的是他的父母和女友。艾利克斯的女友是名護理師，夜班回家時發現他倒在床邊。

「我以為他喝醉了。」那女友說。她哭花了臉，臉哭得腫腫的。我這才驚覺我現在一定很像她，同樣一臉錯愕的表情。

「我不敢相信我以為他醉了。我說『起來。』然後去搖他才發現。」

終於有位護理師帶我們進加護病房，馬修的病床就在最裡面。他的腦袋和手臂纏

②中等教育普通證書（General Certificate of Secondary Education，簡稱GCSE）為國際認可的學歷證明。於英格蘭、威爾斯及北愛爾蘭等地區的高中第二年結束後進行考試。

著白色繃帶，袒著胸口，皮膚上有橘色汀漬。護理師告訴我們那是手術時擦的碘酒。

我看著他的胸口上下起伏，看著螢幕顯示著他的心跳。四十八小時，我想，整整兩天的煎熬不確定他到底是生是死。

此時此刻，我唯一的恐懼就是看他死去。自從我跟著酒館外的那個男人上車後就害怕得不得了。他會不會在我趕到以前就死了？他會不會死在救護車上？他會不會死在龐特佛雷特？他會不會死在第二輛救護車上？他會不會死在手術台上？

我知道其他英年早逝的年輕人。譬如威廉，學校的一個男同學，從機車上摔下來，以及我們的一個客人，善良體貼的蓋瑞，在寧靜的羅克里夫被一群流氓毆打致死，後來才發現是一樁認錯人的烏龍事件。還有另一個我們的客人兼家族好友羅伊，在馬修事發地點的不遠處翻車身亡。我已經習慣聽到年輕人不幸驟死的消息。一個禮拜前我甚至夢見馬修死於一場機車意外。我從未聽過「腦部損傷」這個說法，不懂大腦受創的概念，除了有些嬰兒出生時會有這個毛病。世界對我而言非黑即白，非生即死，而我只在乎馬修能活下來。

早上十點，我們決定回家。酒館中午十二點營業。爸開車，媽把手擱在他的大腿上時，他們下了個決定。爸的當務之急是把酒館經營好，因為我們現階段比任何時候都需要錢，無法放任酒館不管。媽的首要任務是馬修。我說我兩邊都會幫忙。

回家後，爸去忙酒窖的事，媽結算帳款，清空自動販賣機的錢；星期日早晨的例行工作。我洗了個澡。波莉坐在浴室地板上，用棕色大眼睛哀傷地看著我。

「一切都會沒事的。」我告訴她。「他會沒事的。」

我洗掉馬修沾在手上的血。他沒死，沒死在手術台上，他不會死的。我現在就已經對自己剛才的小題大作有點不好意思。我手上不可能留著血跡——我得和老爸在酒館工作，每個禮拜天中午，周而復始。不過我沒有洗掉葛拉迪絲上的血跡，橘色七分褲在我跪在路邊時沾到了血漬，那再也洗不掉了。我永遠不會向任何人提起這件事，但每次穿上它，我都會有一種神祕的恐怖樂趣。

媽回去醫院，我和老爸負責開店。午餐時間我們從頭哭到尾，許多客人也跟著哭。消息在城裡傳得沸沸揚揚，人潮蜂擁而至，詢問馬修的情況。

我站著洗玻璃杯，這當中有訣竅：先從洗碗機拿出上一批洗好的玻璃杯放到一邊，把下一批圓盤上的髒杯子放進去。五百毫升的啤酒杯直接放到架子上，兩百五十毫升的啤酒杯放進洗碗機的上層。杯緣必須用毛巾擦拭一遍，以免有口紅漬。兩百五十毫升的啤酒杯從底部拿起，一手拿四只。把啤酒杯放到吧檯後方的收銀台旁時，我把手擱放在烘乾機的倒立杯子上，感覺肚子彷彿冷不防被揍了一拳，差點讓我透不過氣。一切都不同了，我心想。別忘記，別被這充滿成就感的熟悉工作給騙了。一切都不同了。

每一位客人都想請我們喝酒。

「給自己喝一杯吧。」他們說著，向我們塞酒單。

「不用了，謝謝。」爸說。「最後點餐時間結束後我們就要回醫院去。等我家孩子好些了再給你們請。」

時間一分一秒過去。我們坐在那兒看馬修吸氣吐氣。另一個年輕人艾利克斯死了。診斷結果發現他有嚴重的腦溢血，醫生對此無能為力。醫院判他腦死，把呼吸器給關了。那家人向我們道別並祝我們好運的時候，我簡直不敢看他女友的臉。我不敢讓她看見我如釋重負的神情，知道死的是她男友而不是我弟。

護理師要我們和馬修說話；他們說他的身體想必非常健康才挺了過來。我們說他的身體確實很健康，把他在體育方面的豐功偉業說給他們聽，跑田徑和踢足球得到的所有獎盃，說他是怎麼徒手把自己撐起來就爬上酒館後面屋頂上的陽台，然後穿過屋頂，從樓上廚房的落地門走進來，把在那裡的每個人嚇一大跳。這樣健康強壯的人肯定不會死的吧？這樣備受疼愛的人肯定不會死的吧？

星期天傍晚，兩名警察來了酒館一趟，告訴我們駕駛前來自首了。稍晚其中一名警察又回來做筆錄。我告訴他們在彩虹俱樂部發生的事，說到馬修回絕了搭便車的機會，決定獨自留下來的時候，我差點泣不成聲。

星期一晚上，我在醫院過夜。我坐在馬修旁邊，直到倦意襲來。後來我走回醫院安排給我的房間時，在途中發現了附屬教堂。我跪下來，雙手合十。我是個未經受洗的無神論者，但我在我們的小鎮上過天主教學校，在那裡誦唸彌撒，得過宗教學的獎。我知道所有的禱告，也知道我不相信的上帝很慈祥。

我誦唸天主經和聖母經，請求上帝原諒我的罪惡。我請求耶穌的母親瑪利亞為現在和臨終時的我們祈禱。我用法文再唸了一遍聖母經。那是我去交換學生的時候所學的，覺得聽起來非常優雅。

Je vous salue, Marie, pleine de grace.（**萬福瑪利亞，滿被聖寵者**）

我努力用我自己的話祈禱。

「如果祢在的話，如果祢真的存在，如果有人可以聽見我……」

我盡全力禱告，然後起身離去，回到白色的小房間，在一張像行軍床的小床上睡著了。

早上醒來時，我心裡想著這一切都是一場夢。我伸伸懶腰，露出微笑，因為安全溫暖的感覺而喜悅。**只是一場夢**，我心想，**只是一場夢罷了**。然後，我察覺到周圍環境有個陌生的東西，羊毛毯貼著下巴刺刺癢癢的，我蓋的不是自己柔軟的羽絨被。我睜開眼睛，這不是我房間的牆壁，沒有鼠尾草綠和丁香紫，只有家屬過夜病房裡的一片慘白。

我換好衣服，匆匆跑到加護病房。肯定就是今天了，我心想。**如果掃描結果出現醫生想要看見的情況，他們就會停止幫馬修注射鎮定劑。今天說不定就是他醒來的日子。**

當時我還不知感激沒有噩夢的日子。

# 報導：青年發生車禍，傷勢嚴重

斯內斯週日凌晨，一名青少年發生嚴重車禍，目前傷勢危急。十六歲的馬修・米特恩據傳在A654公路上走路回家時，被一輛轎車撞上。他的父母親於斯內斯經營鐘與花冠酒館。

根據古爾市（Goole）警方的說法，馬修於凌晨兩點鐘自龐特佛雷特路上的彩虹俱樂部離開後，在回家的路上被一輛轎車從後方撞上，大約拖行二十公尺後被拋在路邊，大腦受到重創。

事發後不久，警方便呼籲民眾提供情報。昨天有名駕駛接受偵訊，警方目前仍持續調查中。

馬修的父母，凱文和瑪格麗特・米特恩夫婦自去年十月接管鐘與花冠酒館後，他就一直住在斯內斯。先前這家人住在卡爾頓。

另一名經過案發現場的機車騎士去了一趟酒館，告訴他們關於車禍的事。

車禍發生後，馬修被緊急送往龐特佛雷特醫院，後來再被轉往里茲醫院的加護病房。

馬修的父母日夜守護在他的床邊，本報付梓之際，他的母親正在那裡。醫院發言人表示馬修的情況相當危急。

一九九〇年八月十六日，古爾，《時代紀事報》（*Time and Chronicles*）

# 最初的十天

接下來的幾天，我們在酒館和醫院來回奔波。我在晚上難以入眠，卻老是在路途中打瞌睡。有一天，爸媽決定讓我繼續睡，把車停在醫院幾條街外，讓我留在後座。醒來時，窗外射進的陽光讓我熱得昏昏沉沉。我一如往常鬆了口氣，以為一切只是一場噩夢，爾後又驚覺，不，一切都是真的。我想像一連串在我熟睡時可能發生的事。我可能錯過了他臨死前的時光，可能錯過了他醒來。我匆匆趕到病房，但什麼也沒有發生，什麼也沒有改變。

馬修體內的鎮靜劑漸漸退去，他開始出現一些基本反應，雙手緊握，嘴巴抽動。我們非常興奮，但醫院的人說只是痙攣。醫生給他做了氣切手術；在喉嚨底下切開一個洞，好讓管子不必再穿過他的嘴巴。他看起來舒服多了，但後來意識到這表示醫生認為他仍需要一點時間才會醒來。我詢問護理師，她告訴我喉嚨插管只適用於緊急情況，但如果管子在氣管停留太久，長時間摩擦會讓人疼痛。我對所學到的新知識感到不知所措。

氣切後的第二天，馬修從加護病房轉到第二十六號病房。起碼離開加護病房了，我們對彼此說，這肯定是一件好事。

車禍七天後的星期六，我在醫院醒來，希望今天就是馬修甦醒的日子，我每天早上都是這樣想的。然而我到達病房時，卻看見他的額頭和頭頂腫了起來，臉也跟著隆起。我企圖保持冷靜，但一直想起那說過我有個大頭的客人便哭個不停。醫生過來帶他去做掃描。

「如果是水，我們會排乾。」醫院的人說。結果不是水，是大腦組織腫脹，於是護理師在點滴裡注入另外的藥物流進他的體內。這是至今最糟的一天。

我和媽媽坐在一起看著馬修，等待藥物開始起作用。「這要怎麼形容？」我說著，想起店裡的客人，思考他們詢問近況時該怎麼解釋。「我從沒見過這樣的事。」

「好像在看湯姆與傑利那部卡通一樣，」她說，「好不真實。」

「或是象人，」我說，「他看起來有點像那個象人，只是更慘。」

我們知道我們找不到言語可以形容。

「也許我們應該拍些照片，」媽說，「等他好起來了一定有興趣想看。而且妳說得對，我們永遠沒辦法清楚解釋他當時的模樣。」

「好主意。我們可以買個立可拍相機，幫他留作紀念。」

我沒有說的是，萬一他死了，我們可以把相機扔掉。萬一他死了，我們永遠不願想起這一刻。

我走到市區，在Boots買了一台相機。我們拍了照片，藥物沒有奏效，他的體溫持續升高。我們非得強迫自己相信，有一天可以把這些照片拿給馬修看；我們非得強迫自己想些美好的事，即使他的腦袋看起來彷彿隨時會爆炸。

「看。」媽說著，指向護理師剛剛填好的體溫表，我們歇斯底里地大笑起來。他的體溫幾乎破表，快要沒有位置可填。只要再一小格，馬修的體溫就可以超過任何人類所能想像的最高溫。

馬修的腦袋花了四天時間才恢復正常狀態。日子一天天過去，他也漸漸遠離鬼門關，卻始終沒有醒來。我們看了許多電影，讀了許多書，也知道我們的任務就是凝視著馬修的帥氣臉蛋，直到他撒手人寰，或突然從病床上坐起來，問自己發生了什麼事。但這終究不是睡美人的故事。很快地，他的舌頭覆蓋了厚厚的黃色舌苔，渾身散發腐敗的汗臭味。生活重心從祈求他不要死，轉移到學習照顧一個動也不動的身體。

「好了馬修，我們今天要幫你洗澡。」一個活潑善良的護理師說。「你媽媽會幫忙，她會幫你全身上下好好洗一遍。」

考慮到極端的情況，我認為馬修不會介意媽幫他洗澡洗到他康復為止。但我知道如果他能說話，他會強烈抗議我涉入其中。我可以想像他揚起眉毛，狠狠瞪著我；可以想像他說：「老姊，休想幫我洗老二。」

我負責比較簡單的任務，每隔兩小時幫他更換姿勢以免得褥瘡，幫他洗臉，擦嘴，清舌苔，用粉紅色泡棉的特製棍子刷牙。媽告訴我當初馬修剛出生時，我來醫院看他，手裡拿著我的新牙刷，企圖戳到他的嘴裡，清理不存在的牙齒。

「真可愛。」無意間聽見的一位護理師說。「可以多多跟他說一些他的故事，或他所認識的人的故事。」

「說說你和爸是怎麼相遇的，」我對媽說，「說說我們是怎麼出現在這個世界上的。」

我和馬修很喜歡這個故事，著迷於爸爸是個孤兒，家裡非常貧窮的事實。在爸爸八歲那年，他母親剛過世的那個聖誕節，他掛起一隻長襪卻沒有收到禮物。我們喜歡他的逃學故事。他因為被同學取笑骯髒而再也不去學校。十五歲時，他逃離阿姨家加入跑船的行列，三年後帶著一身刺青航行到法爾茅斯（Falmouth），在海關碼頭遇到了我們的母親。

這是當地的醜聞。沒文化的愛爾蘭水手搞大了模範生的肚子。外婆要媽媽墮胎，但她不願意。媽告訴我們她有多愛爸爸，因為他實在與眾不同。她為他的輕快嗓音著迷。他們一起走在路上時，媽無法把目光從他的身上移開，結果撞上了一盞路燈。

**馬修，你記不記得跟爸媽和媽的學校同學葳葳出去的那晚？我們去法爾茅斯的一間餐廳，你一直喊餓，不吃布丁又吃了另一根玉米棒的時候，葳葳不停說我是私生子，是愛的產物，我們發出想吐的聲音？**

我們告訴他酒館的故事，提醒他當初我們在隔壁的中國餐廳等全家人的外賣時，是他發現酒館正在求售，並說：「爸，我們何不把它買下來？」

我們說到爸爸最後一次在莫特比礦場工作時的死裡逃生——他曾經在鹿特丹摔落

兩艘船之間，也曾經在康瓦爾郡的威靈頓礦山裡被礦車輾過——最後認為他已經用光了他的九條命，該是時候換工作了。我們說到我們有多興奮可以搬進酒館，結識每一位客人，了解他們有趣的特質和故事。我們告訴他迪克和他女朋友參加婚禮時，被逮到他偷看《賽馬郵報》而惹上了麻煩，說到史都華醉醺醺地回家，被他老婆拿菸灰缸敲頭，說到葛利趁別人上廁所的時候，把假牙放進了那人的啤酒杯。

媽讀報紙給他聽，我和馬修獨處時，我會把我們的祕密和做的壞事告訴他。

你記不記得那次我們在火車站附近閒逛，你想捲菸，我幫你擋風，結果一陣強風把菸吹走了，我們沒抽到菸就走路回家的事？……你記不記得那次我被抓到在學校男廁抽菸，老師說我這樣聰明的女孩怎麼會做那麼愚蠢的事？……你記不記得那次我參加法國交流團，喝光所有的伏特加結果醉倒了？我最後有印象的就是你的臉。你在哭。很少流淚的你那時候竟然哭了……你記不記得那次你和你的死黨在樓上喝光所有的藍標伏特加，你沒事，可是賈斯汀醉倒在浴缸裡，你把胃裡的東西全吐了出來？……你記不記得那次我們在吧檯後面工作，吉姆說我嘴巴很大，你把他罵了一頓？我好敬佩你。他年紀大得多，趾高氣揚，是那種喜歡對別人頤指氣使的傢伙。他走到你面前說：「別以為你這樣對我可以逃過一劫。」

結果你說：「離我姊遠一點，我就不會找你麻煩。」

**我晚點兒跟你提起這件事，我說：「我不敢相信你和吉姆說話那麼冷靜。」**

**你放聲大笑說：「我嚇都快嚇死了，可是你不能讓別人發現你怕他們。」**

我低頭看著他，現在再也無法照顧自己，更別說保護我了。我捏捏他的手。**謝謝你，現在換我照顧你了，就照顧那麼一會兒。**

我提醒他我們以前常常打架。**你記不記得我們最後一次打架，也是你打贏的第一次嗎？那是在杏樹大道的廚房裡。我們大概是十二歲和十三歲，正在爭吵誰要洗碗。我朝你的腦袋丟牛奶瓶，沒打中，你把我推倒在地，踢我的頭去撞廚房的櫃角，後來真的好痛，我們就再也不打架了……你記不記得那次我在你學校的園遊會上太吵鬧生我的氣？你說我的亮黃色緊身上衣和牛仔短褲看起來很可笑，又說恨不得我滾開別那麼煩人。**

我說起他惹我生氣的那些時候，通常是因為他擺爛不做家事。他知道我寧願做家事也不想惹爸媽不高興。我也告訴他我原諒他了。但別以為等你康復了可以故技重施。

有一天，我帶了馬修車禍前讀到一半的詹姆斯・赫伯特小說《大鼠》。我正讀到一段嚇人的章節，投入地發出恐怖的聲音——有對情侶準備到森林裡做愛，但顯然有不好的事即將發生——就在這時，一名護理師阻止了我。

「最好不要讀可怕的東西給他聽，那可能會跑進他的夢裡。」她告訴我有個男人在妻子昏迷的時候讀了一本蛇的書，結果等她醒來時告訴他們她一直出現蛇的幻覺。

在那之後，我不再對馬修說任何悲傷、可怕或困難的事。不過我很高興，並充滿希望，這表示他的腦袋有在運轉。我帶了《非常大酒店》（*Fawlty Towers*）的完整劇本，這是我在聖誕節送給他的。我們以前經常一起表演。他當巴西爾，我當西比爾，儘管他也喜歡我當曼紐爾。

**還記得你硬要我當曼紐爾嗎？不只是在戲裡，你會在任何地方潛入我的身邊，用湯匙敲我的額頭……記不記得我們以前經常做的一件事？那是一種手勢，只要我們覺得我們正在談論的人是個王八蛋，只要輕輕摸一下額頭中間，然後看著另一個人的眼睛，就可以讓對方知道。**

車禍發生後已經過了十天。整整十天坐在醫院裡的馬修身邊，想知道他左邊眼皮的些微動靜是不是幻覺。好多人來看他。他所有朋友和酒館裡許多客人都來跟他說故事。他的朋友賈斯汀召集了曼徹斯特足球俱樂部寫了一張「早日康復」的卡片。我們把卡片連同其他人的一起固定在他後方的牆壁上，把早日康復的氣球綁在床邊。然後我們回家在吧檯後方端菜上酒，一邊努力找到形容詞回答客人的問題。

酒館的壁爐擺滿了給馬修的鮮花。樓上成了一片荒蕪之地，我們幾乎不住在那裡，只是回來洗澡睡覺。冰箱滿滿都是別人送我們的食物。酒館對街道恩阿姆斯飯店的女店主每天都帶砂鍋過來。大家輪流帶波莉去散步。她天天都看起來很傷心。

有一天我經過馬修的房門時，突然意識到我開始想念他。最初幾天我並不想他，只是害怕他會死，但不想他，不像去年我們到不同地方過節一個禮拜後想念他那樣。可是現在，站在他的房門口，待在空曠的家中，我充滿對他的想念。我想念他突然在屋頂上出現，對著廚房門口嚇我一跳。我想念他坐在烤麵包機旁邊的模樣，在我們聊天時吃光一整條吐司塗花生醬。我覺得無力又悲傷。我坐在他的床上，看著他從轉角道路施工處偷來的「警察」和「慢行」的警示牌，看著他用黑色奇異筆畫上一張臉的交通錐。我想起他把交通錐套在頭上跳舞的樣子，我笑得好厲害，現在想到卻讓我泣不成聲。我看著他的唱片，放上平克・佛洛伊德樂團（Pink Floyd）的〈希望你在身邊〉（Wish You Were Here），一邊聽歌一邊想像我們是迷失在魚缸裡的靈魂。我在他的牛仔褲上畫過一對交織在一起的金魚，不過幾個星期前的事，卻感覺像過了好幾年。

警察還給我們的棕色包包連同裡面的衣服一起放在床上。包包看起來像馬鈴薯袋，上面用黑色奇異筆寫了一串編號。我好奇車禍那晚馬修是不是穿著金魚牛仔褲，於是看了一眼。想當然耳，我們一直沒能拿回他的T恤或牛仔褲，因為都從他身上剪了下來。我坐著，手裡捧著他的皮外套、皮鞋、錢包和我覺得荒謬的那枚英國皇家金幣戒指，但他喜歡戴。外套仍沾著血，就是他借給那個女孩、後來倒在路邊時她蓋在他身上的那件外套。我去看他的衣櫃，想看看能不能找到金魚牛仔褲，卻一無所獲。他肯定穿著，我想起交織在一起的金魚，在他的牛仔褲剪開時被迫拆散。

希望你在身邊，我心想。少了你，我成了失去方向的靈魂。我想起他躺在醫院裡漸漸好轉，他能醒來，回到我們身邊。希望你在身邊，我心想。你永遠都在，永遠都在。

車禍十天後，馬修的眼睛開始以每天幾毫米的速度睜開。這是個開始。

## 報導：肇事逃逸的車禍後，明星學生與死神搏鬥

成績優異、擁有大好前途的青少年馬修・米恩特正在里茲醫院為了生命而戰。十六歲的馬修・米恩特上週離開迪斯可舞廳前往回家的路上，在斯內斯發生車禍，駕駛當場肇事逃逸。爾後駕駛被警方循線查獲並詢問有關車禍一事。馬修的家人日夜守護在這個未來一片大好的男孩床邊。他在車禍後大腦受到重創的消息震驚他在學校的同學們，以及斯內斯社區凝聚力高的所有鎮民。他的父親，同時也是鐘與花冠酒館的老闆凱文說到他在當地學校身為明星學生的愛子與死神之間的勇敢搏鬥。「這場車禍讓我們的生活完全亂了套，但他是個意志堅強的強壯小伙子，身體也非常健康。別人挺得過去，他也一定可以。」目前在里茲加護病房的馬修情況依舊危急，但已經拔掉呼吸器自主呼吸，並開始移動眼球和四肢。

一九九〇年八月十六日，《約克郡晚報》（*Yorkshire Evening Post*）

# 昏迷小子

意外發生兩週半後，馬修在學校的GCSE測驗獲得了非常優異的成績。BBC Look North來醫院採訪媽媽。她告訴他們馬修的眼睛慢慢睜開了，報紙上刊登了這個消息。有些報導說媽把測驗成績告訴馬修，結果他睜開了眼睛，對她微笑。這不是真的。他的眼睛半睜開過，但沒有任何反應顯示他得知自己的成績。

所有人歡樂地出現在酒館，準備恭喜我們。我們不得不告訴他們，不對，報紙寫錯了，沒有奇蹟。但當時仍在早期階段，我們都深信會有奇蹟。雖是誤會一場，但聽到很多人在談論馬修，並希望他早日康復的感覺很好。

我們把測驗成績視作幸運的象徵。這是馬修前途一片光明的確鑿證據。上帝怎可能讓這個才華洋溢的年輕生命白白浪費？我們看著那些得A的成績，看著他有興趣的那些科目，相信馬修會活下來，因為這是他應得的。

「他是個大塊頭，像這樣的車禍他會撐過去的。」車禍那晚，爸這樣說過。我的老爸，死裡逃生的老手，對猛烈的肢體撞擊並不陌生。他一輩子都在與危險交手，當然不相信自己的兒子會輕易死掉。

「不可能，」卡羅搖搖頭說，「像他這樣的小伙子沒好起來絕對不可能。」

這件事愛爾蘭的報紙上也有報導，所以爸爸的家人紛紛打電話來送上禱告，然後又是一大堆的花海。郵局也湧入好多的卡片讓我們知道大家代替馬修誦唸了彌撒曲。我們為此十分感動。

「在這個節骨眼，我們什麼都願意相信。」爸說，無神論暫時擱置一邊。

想到在愛爾蘭海的對岸有人在談論馬修，並關心他的近況，讓我覺得安慰。

我們把新聞報導收集起來，貼在馬修的床頭，好讓所有人都可以看看他是個什麼樣的人，以及他的風險有多大。我們希望護理師和治療師知道他的校長認為他是牛津劍橋的準高材生。護理師似乎對那些因為自己犯的蠢事而受傷的病人沒那麼有耐心。有個年輕人企圖闖入他的舊學校，從屋頂跌下來而受傷。護理師對他毫不客氣。我們不希望這發生在馬修身上。

有一天，我們在醫院食堂吃飯的時候，馬修的朋友迪傑前來探病。自從搬到約克郡以後，我和馬修一直是迪傑的朋友。他經常在我們家過夜，和我們一塊兒去度假。他父親是卡爾頓別墅（Carlton Towers）的管理人，那是斯內斯鄰鎮的豪宅，我們搬去酒館前曾經住過一陣子。迪傑和馬修用一百英鎊的價格買了一輛灰色的飛雅特老車，在別墅的土地上學會了開車。我喜歡到別墅玩，因為可以一窺巨大的圖書館和神父的密室。我讀過的許多小說裡都有神父的密室。看見真正的密室開啟了我的想像力，我也知道以前真的有人曾藏在裡面。

我們從食堂回來，發現迪傑找錯病床。他坐在床邊，握著另一個腦損傷病人的手，說著飛雅特的故事。我們為此大開玩笑，但事實是他們都看起來一個樣：這些年輕人全都剃了光頭，纏著繃帶，躺在那裡一動也不動。就算眼睛是睜開的也毫無表情，很難區分他們的不同。於是我們貼上了馬修的學校照片，帶著帥氣微笑、每份報紙都會附上的那一張。我們決心替他展現他的個性，因為他無法替自己這麼做。**看看那帥氣的微笑**，我們心想。**誰不會為了再看到那個笑容而加倍努力呢？**

對面病床來了新的病人。他比馬修年長一些，一頭薑黃色秀髮說明了他沒有動過大腦手術。他的雙腳打著石膏，做了氣管切開術。他媽媽告訴我們他溜滑板車時出了意外，肺部被刺穿。他躺在那裡，被可愛的玩具包圍，是他龐大熱鬧的親友團帶來的，他們成群結隊前來關心他，為他嚎啕大哭。他的眼睛是睜開的，看起來很睏，但意識清楚。

「他們把他當嬰兒一樣對待，」媽低聲說，「我們千萬不能讓這種事發生在馬修身上。」

動了氣切手術是不可能開口說話的，但幾天後看著男孩越來越沮喪和無聊，老爸便告訴男孩的媽媽：「他看起來像是想說些什麼，你們何不給他一些紙和一枝筆呢？」他們給了他一張紙寫字，他寫下：「幫我帶一些香菸，還有叫老妹滾開。」

他的復原之路前景樂觀，叫人如釋重負，但我忍不住有點嫉妒。這似乎不公平。那個家庭做了什麼值得這樣的幸運？他們不夠細心，也不夠積極，甚至沒注意到他想要溝通。我們在這裡讀著最新的職能治療理論，尋找能夠再次看見馬修微笑的第一個微小跡象，但到目前為止，除了睜開眼睛，他什麼也沒做。

我們正在學習照顧馬修的所有知識。由於無法安全吞嚥，我們必須餵他吃一種叫安素（Ensure）的乳狀液體，經由鼻胃管進入他的肚子。懸在鼻孔外端的鼻胃管則用透氣膠帶固定。每次餵食前，我們必須檢查鼻胃管的另一端是否在胃裡，沒有移位到氣管，用注射器從胃裡抽出少量液體，用石蕊試紙測試。顯示酸性的粉紅色代表管子在正確位置，接下來就可以把安素倒入另一個瓶子裡，一點一滴流進他的體內。他骨瘦如柴，每天透過幾種營養素給予三千卡路里的熱量，當中加入一種叫丙戊酸的紅色藥劑，讓顏色變成像草莓奶昔一樣。這是為了減輕頭部受傷後常見的癲癇症。管子上有個控制流量的小開關；太快他可能會吐出來，太慢又無法讓他攝取足夠的量。鼻胃管更換得很頻繁，隨著時間過去，媽也抓到了訣竅。她請一名護理師對她做同樣的事，這樣她就知道是什麼感覺了。

「喔，這太可怕了。」她說。「我一直想吐。可憐的馬修。」

我們明白插管的時候他沒有任何反應，所以一定沒有感覺。我們一方面慶幸他沒有痛苦，一方面又對於他感覺不到體內或周遭的一切而失望。

馬修無法控制膀胱或腸子。起初他有插尿管，現在則是在陰莖裝上類似保險套的套子，末端有個開口，通過導管連接到一個袋子上。套子天天都會更換，但只要他一動或尿尿就很容易裂開，所以我們成了換濕床單的專家，我也不得不克服見到馬修裸體的尷尬。我心想，如果我大驚小怪地認為看見他的裸體是一件多可怕又沒有尊嚴的事，對馬修一點幫助也沒有，最好假裝一切正常。我們會把他翻到一邊，替他清洗，抽出底下的髒床單，裝上新的，把他翻回乾淨的床單上，再把舊的扔了。他在病床上時，我們沒給他穿內褲，因為沒穿褲子的話，處理濕床單或髒掉的床單要容易得多。

說到洗澡，我們必須用一種長得像吊床的大型吊帶讓他坐上移位機。我們用換床單的同樣辦法把吊帶放到他的身體下方，然後把吊帶安裝在移位機上，就能把他運送到浴室。移位機被推到浴缸旁邊，再讓他降下去。我們天天幫他洗澡。

物理治療師大多在平日帶馬修去物理治療部門。他們會坐在治療台的邊緣，一個治療師會跪在他後面用胳膊摟著他。至少有兩個治療師和兩名家人一起把他抬高到站立的姿勢。他完全沒有肌肉張力，所以我們必須緊緊抱住膝蓋、雙腳和屁股。治療師總是很驚訝他有多高。有一次他便祕好幾天，直立的姿勢促進了腸子蠕動，他大了一坨超大的大便。他穿著鬆垮垮的四角褲，所以媽只好拿了一個黃色袋子（黃色袋子只能裝排泄物，必須放到特殊的垃圾桶）從四角褲底部撈出大便，放進垃圾桶，然後繼續進行療程。

我們也和職能治療師一起工作，並有整箱的小玩意兒來刺激馬修的感官。從毛皮到砂紙用來摩擦他皮膚的各種布料，放在他鼻子底下的小氣味瓶，以及讓他嚐味道的安全方法，譬如繫在繩子上的寶路薄荷糖（Polo Mint）和包在棉布袋裡的漁夫之寶薄荷喉糖（Fisherman's Friend）。我們會把他推到走廊上，讓他接觸各種景象和聲音，甚至在天氣晴朗的時候帶他到醫院的小花園。我們學會餵他吃少量的泥狀食物，並給他一小杯飲料。我們無時無刻不和他說話，拚命說啊說，說啊說。

迪傑不小心找錯病床的那個男孩開始好轉，最後能在床上坐起來，轉到復健中心。我們很高興能看到這樣的進展，也希望馬修不會落後太多。

「我們復健中心再見了。」我們對他的家人說，一邊揮手告別。

媽用日記記錄馬修的進步——第一個聲音，第一個哈欠，第一個微笑，甚至第一個輕微的勃起。所有最新進展的跡象都在他的大腦發生。我們認為等他好點了會想要讀日記。我們說好要專注於希望上。

可是醫生都對馬修缺乏進展感到擔憂，在一次的腦部掃描後證實了腦積水。我們感覺得到，因為他顱骨被移走的那塊位置經常浮腫。每天到醫院時，這都是我們最先注意到並拿來討論的狀況之一，無論那裡是凹或是凸。凹下去看起來很奇怪，像頭上有個十公分深的火山口，但沒有腫脹總是好現象。凸起來看上去好得多，他看起來比較正常，但其實很糟糕。醫院的人替他動手術，植入一個分流器，把大腦中多餘的液體引到腹腔。又多了一條管子，但這個在身體裡看不見。我們只需要確保這輩子他的頭不會低過他的胃，胃裡的東西才不會流回大腦裡。「馬修，等你好了以後不能玩側手翻了。」

在同一個手術過程中，醫生也放回了顱骨骨片，邊緣不太合的地方留下一塊馬蹄形的凹痕。爸說看起來好像一塊鬆掉的磁磚貼回去時少了足夠的水泥。

在家裡，我們替客人上飲料時，會把學到的所有知識盡量解釋給他們聽。

「他還需要依靠生命維持器嗎？」他們會問。

「醫院裡沒人用生命維持器這個術語，沒那麼簡單。他靠自己呼吸，不需要呼吸器，但所有的食物和液體必須透過鼻子裡的管子灌進肚子裡。」

「他還在昏迷呢還是他醒了？」

「嗯，他的眼睛可以完全打開，他有分醒來和睡覺的時間，但不能完全說他已經醒了。」

「他能靠眨眼來溝通嗎？」

「我們有時候是這樣想。有時候我們覺得他會靠眨眼表達是或不是，但不能百分百肯定。」

「他會動嗎？」

「一點點，但大多是痙攣。如果他不喜歡什麼東西，他會嘟嘴。」

「他整天都在做什麼？」

「他睡得很多，像個身體很差的人那樣。我們和他聊天，對他說故事。他有很多訪客，有物理治療師。我們帶了一台電視給他放喜劇，試著讓他吃點東西和喝點東西。」

眾人有許多誤解。因為我們總是積極正面地談論馬修，所以大家往往以為他越來越進步。但只要他們來看他時，發現他的眼神空洞或一直看著右邊，發現他的皮膚惡化，或發現他有生以來頭一次出現斑點和黑頭粉刺都會十分震驚。有次爸告訴某人我們一直在物理治療部門協助馬修走路——這個任務涉及到四個人把他失去肌力的身體扛起來，以站立的姿勢帶他前後走動——故事很快地以各種謠言傳遍整座小鎮，直到最後有人走進酒館說他們聽到馬修能靠自己走動了有多開心，下個足球賽季開始他能上場比賽嗎？

時間來到九月。我不想回到斯肯索普（Scunthorpe）的第六級學院（Sixth-form college），不再關心我的學業前途，深信馬修需要我幫助他好起來。

我一直喜歡上學和學習，特別是閱讀。媽說我還小的時候，對玩具沒什麼興趣，而是喜歡啃一本字母布書，好像知道未來書對我有多重要。

這種閱讀能力也有風險。我們住在康瓦爾郡的第一年開學，老師對我的閱讀能力留下深刻印象，送我到進階閱讀班。這對我而言壓力有點大，我低下頭，看見我的尿沿著木地板之間的縫隙蔓延。幾個月後，我們搬到約克郡，新老師不相信我讀完了我所說的所有書籍，並要我重新開始。自由閱讀時間我只要讀完書準備拿下一本，她就會對我大喊：「妳怎麼可能已經讀完了，給我坐下好好讀一遍。」

我七歲的時候，爸去上成人讀寫課程，因為他需要能寫出輪班報告。媽每晚都會用同一本大大的紅色拼字書給我們兩人考試。每次都是我贏，爸每次都為我感到驕傲。他談了很多關於教育的重要性。他賺很多錢，但工作艱苦，骯髒又危險。他常說如果我們在學校用功讀書，就不用上夜班，也不必把大部分時間花在地底隧道裡。我們對他的說法不買帳，因為他的工作生活對我們來說顯得非常刺激有趣。他上完夜班回家時，我們正準備起床，那一刻我們就愛上了他的工作。他會坐下來，眼周沾滿煤灰，一邊吃早餐一邊告訴我們前晚出了什麼差錯。我們很喜歡他的同事，去塞爾比的酒館探望他們的時候充滿了樂趣。他會把我們抱到桌子上，我們會在熱烈的掌聲之下，高唱他教過的愛爾蘭歌曲。

我從小到大最喜歡的地方是斯內斯的圖書館。露西・莫德・蒙哥馬利（L.M. Montgomery）寫的每一本安妮的書我都借過了，只有一本沒讀過，因為圖書館沒有收藏。一個星期天晚上，全家人在收看益智節目時，一位參賽者選擇了清秀佳人系列小說做為她的擅長主題。除了我沒讀過的《柳風莊的安妮》（*Anne of Windy Poplars*）所出的兩個題目外，所有問題我都答對了。爸媽非常高興，那年聖誕節他們送我整套小說，讓我可以擁有自己的清秀佳人。

我們因為有濃濃的口音而常被人戲弄。馬修隨著時間過去說話越來越有約克郡的腔調，但我從來沒能學會。我們上的是當地的天主教中學，儘管爸媽是無神論者，我們也沒有受洗。我們適應得很好，老師都很善良，喜歡我們腦袋聰明。我們從小到大贏得許多獎項和比賽，也是運動校隊的隊長，班上的班長，學校戲劇扮演主角。我們挺身反抗惡霸，照顧弱者，結交了很多朋友。我們都有點叛逆。學校選我跟來拜訪的保守黨議員共進午餐時，我穿了紅色長襪。馬修和一個把《聖經》視為真理的宗教學老師在進化論議題上發生激烈爭辯。我們都是全才，這是生存法則。我十四歲的時候開始抽菸說髒話，外加厚厚的眼線當作一種手段。我在房間練習說髒話，看著鏡子裡的嘴巴吐出難聽的字眼。我希望繼續成為班上的高材生，又不想因此沒朋友。我希望可以為所欲為，想去哪裡就去哪裡。我喜歡和壞孩子躲在針葉樹後面抽菸，又喜歡討好老師。畢業時，我那個不相信《聖經》的宗教學老師給全班一張小紙條。我的上面寫著：「在有如魚市場的學校裡，妳一直懂得去呼吸新鮮空氣。」

現在一切彷彿屬於另一個世界，我失去繼續接受教育的熱忱。我們希望馬修能快點好起來，可能只需要一年左右的時間。我想從第六級學院退學，等他也可以上學時再重新入學。媽總是盡可能讓我維持正常生活。她和學校協調讓我回第六級學院的一年級重讀。這表示只要我有寫作業，有沒有出席或什麼時候出席都沒有關係，這也表示我想要跟馬修相處多久就可以有多久。

回去很奇怪。斯肯索普不像斯內斯，所有人都認識馬修。我覺得和學校朋友以及他們的故事充滿隔閡，開始避免與人對話，因為我不希望他們問我暑假過得怎麼樣。

與馬修無關的一切事物彷彿都不重要了。我一直有寫日記和記筆記的習慣，現在卻什麼也寫不出來，文字成了逃兵。我不能忍受自己以前所寫的那些愚蠢又沒意義的垃圾，於是把所有日記裝進兩個手提袋綁起來，塞進酒館後面的廢料桶。

閱讀仍是我的朋友。我不斷強迫自己閱讀，用別人喧鬧的故事淹沒內心出現的想法。我不再關燈睡覺，一直讀到闔上眼睛的那一刻，這樣惡魔就無法趁虛而入。

爸媽希望我探望馬修之餘，可以繼續做些正常的事。所以學期開始的第一個週末，我參加了一個朋友家的聚會。那裡有個女孩拿著馬修的報導，把報紙展示給所有人看。她不停問我問題，睜大眼睛，揮著雙手，顯然認為這是一件很興奮的事。我覺得自己像個奇怪的名人，無所適從，不曉得如何與這群人相處。後來我喝醉了，坐在角落的扶手椅上抽大麻，整個人飄飄欲仙。牆壁歪歪斜斜，四肢好沉好沉。在朦朧之間，我以為自己是馬修。我看著眼淚落到襯衫上，無法舉手把眼淚擦乾，最後吐了自己一整身。

在那之後，我戒掉了大麻。我和馬修從來不顧爸媽痛恨毒品這件事——雖然他們在其他方面都挺放任的——因為有哪個人會照父母的期望去做？可是現在，我不想給他們添麻煩。我應該當個乖女兒，這點感覺非常重要。我也不希望搞砸我的腦袋。我光是要控制我的胡思亂想就已經夠麻煩了。我不能忍受與自己瘋狂的幻覺正面相對。

我經常坐在馬修的房間裡，放他的唱片，看向窗外的露天酒館。有一天，我發現他的戒指從棕色包包裡拿了出來，放在床頭櫃上，套著一張捲起來的鈔票。我仔細一看，馬修GCSE測驗的成績單也在那裡，明白媽媽遵守了承諾，獎勵他的測驗結果。她對我們倆一向說話算話。

我沒有把這件事告訴馬修。這個新生活容不下複雜的個性。他是需要得救的天才，我是他忠心的姊姊。

我總是和馬修說話，彷彿他能理解我說的一切，儘管沒有證據表明他有這個能力。我要怎麼告訴他，少了他我有多難過？面對發生在他身上的慘事，我怎能抱怨自己的生活？我保持樂觀開朗，繼續告訴他酒館的趣事，然後慢慢講到我們的童年故事：

**你記不記得以前爺爺曾經一大清早帶我們去釣魚？我們會摸黑下樓，在爐子上烤一片麵包，然後走到漆黑的外頭……你記不記得那次我們去市公所的大銀幕看星際大戰，之後你一直要媽媽幫我綁莉亞公主的辮子頭？……你記得我們什麼時候收養波莉的嗎？媽下班回家時，有個同事告訴她有一袋小狗被扔進河裡打算把牠們淹死。其中一隻拚命叫個不停，有個路人經過跳進河裡救了牠們。但只有一隻倖存下來。雖然明顯是雜種犬，但看起來很像黑色的拉不拉多。我們求了她老半天。媽說如果我們願意照顧就可以養她……你記不記得那次我們家買了那輛福特汽車，是鎮上第一輛有電動窗的車子。爸把車開到公園，讓我們所有的朋友都可以按按開關，讓窗戶上上下下移動？……你記不記得你玩火車模型的樣子？你會把鐵軌擺**

**好，讓火車在上面跑，然後放上建築物。我會幫住在小房子裡的人編故事，以及他們旅行的原因……你記不記得每個星期五晚上我們會去凱靈利（Kellingley）游泳？我們可以聞到空氣中的煤礦味，回家的路上總會買中菜外帶？**

爸讀起字來比以前流暢，但偶爾還是會一頭霧水。病房裡每個等待動手術的人在床尾都會掛個牌子，上面寫著「禁食」（Nil Orally）。有一天，爸看見這樣的牌子掛起來後說：「那個叫尼爾・歐萊利（Neil O' Reilly）的傢伙常常換病房，妳們不覺得嗎？」

我們全都放聲大笑，回到酒館那是個很棒的故事。酒館幫助我們保持活力。我們不能表現出痛苦，因為我們需要讓客人開心。過了一陣子我發現我寧願下樓到吧檯後面假裝快樂，也不願獨自待在樓上和自己的胡思亂想捆在一起。

# 拔河

車禍發生四個月後，沒有奇蹟發生，但馬修的反應有些微進步。我在他視線外唱歌跳舞，他會把頭轉向我。我們天天向醫院報到，帶鏡子、手機、週期表和太陽系的海報。我們嘗試隔著不同距離把東西舉高，因為我們不知道他那雙睜開的眼睛能不能看見任何東西。

餵食進行得非常順利，護理師已經停止在白天餵安素，我們也謹守食物表上的指示，不過晚上仍然會餵，以確保卡路里和水分。我們甚至第一次帶他回家過週末。移動起來很困難。我們用醫院的小型輪椅和我們的車——那輛有電動窗的福特汽車——兩者對他癱軟的身體都沒有提供足夠的支撐。我們想要把他從車上移到搖搖晃晃的輪椅上時，不得不把他放到地上，最後他就像一個星期六晚上在酒館停車場上遭人殺害的醉漢。

有一次，我們帶馬修上樓安頓，他出現明顯的反應，撐坐在沙發上，身邊圍繞著好友，還能隨著聲音和動作移動頭部。好多人打電話來想見他。我把手指浸入酒杯，在他的嘴唇上滴了幾滴酒，讓他嚐嚐淡啤酒的滋味。波莉坐在他腳邊，尾巴甩啊甩的，不能理解他為什麼一動也不動，但很享受派對的氣氛。那是個愉快的週末，我們相信他很快就會跟我們說話。物理治療師說他回家後進步很多。在十二月五號的星期三，他們出現最有進展的一次療程，每次治療師要他抬頭，馬修都能做到。

下一個星期三晚上，媽正在為飛鏢比賽熱身時，醫院打電話到酒館。這從來沒有發生過。她去接電話時很興奮。病房裡有另一個像馬修一樣的年輕人，進展一直很緩慢，有次他的父母來訪後準備離開，差不多要走出門外時他說了一句：「媽晚安。」難道醫院是打來通知像這樣的好消息嗎？

電話那頭是瑞秋，我們最喜歡的護理師之一。

「馬修剛剛出現一次嚴重的癲癇，屬於癲癇重積狀態（Status epilepticus）③。我們幫他打針讓他穩定下來。」癲癇重積狀態有生命危險，但他們救了他一命。

醫生十一月時決定撤掉他的抗癲癇藥物，因為他們擔心他缺乏進展，認為藥物可能讓他過度鎮靜。現在少了藥物，癲癇又可能害死他。這次發作讓所有的微小進步前功盡棄。不能再用嘴巴餵食，只能透過管子灌食安素。不能再去物理治療部門學站，只能有人來到他的床邊，做些簡單工作，保持關節和肌肉繼續活動。他不再有反應，不再隨著聲音移動。

隔天晚上是馬修學校的頒獎晚會。他獲得了整體學術成就獎和英國獎。爸媽認為他們無法面對。

「我太累了，」媽說，「爸爸則是太傷心。這場晚會只會不斷提醒我們失去了什麼。」

「我會去。」我說。我想讓馬修得到屬於他的獎盃，我想要有辦法告訴他當天的事。媽媽抱住我，告訴我說我真的很勇敢。

我穿了車禍那晚的綠色麂皮背心和一條藍色絲綢喇叭褲。羅賓遜夫婦是伊恩的父

③重積癲癇的定義是「病患超過三十分鐘的癲癇發作」或「反覆的連續癲癇發作，且兩次發作之間，病人的意識沒有完全恢復」，則稱之為癲癇重積狀態。

母，伊恩則是馬修的好朋友。我和他們一起走去學校。他們人很好，跟我們家交情甚篤。羅賓遜先生管理一支足球隊，馬修從九歲起就一直是隊上的球員，球隊叫坎布斯福斯小馬（Camblesforth Colts），早期贏得幾次傳奇性的勝利後，就一直很優秀。我以前經常去看他們比賽，跟著羅賓遜先生籌備的旅行前往希爾斯堡球場去觀賞謝菲爾德星期三足球隊（Sheffield Wednesday）的比賽。羅賓遜先生直率地表現出對馬修的感傷，淚水在他眼眶裡打轉。

我保持鎮定，上台領取馬修的獎狀、獎盃和WH Smiths書店的十英鎊禮券，並與校長握手。他說全校都在為馬修加油打氣，希望他早日康復。我回到座位，想起過去所有的頒獎晚會，想起我們一起上台領獎的那些時刻。只要是給父母和長官看的娛樂節目，無論是什麼樣的演出，我通常都是主角——學校最後兩年我是馬克白夫人和巴夫人（Lady Bracknell）④——我看著學校樂團裡那些年輕學生緊張地吹奏直笛時，想起以前有好幾次我一吹錯，就會停止送氣，光在孔洞上按壓手指，祈求沒人注意到。現在回想起來我竟會在乎吹直笛、背台詞或得獎等等的事，就覺得很不可思議。

只要全勤就能得獎。從未上課缺席的每個孩子都拿到了證書。馬修的一個女生朋友，五年來從沒有請過一天假，獲得了一個獎盃，校長也贈送她父母一束鮮花。他們前面兩個孩子在整個學生生涯裡，同樣沒有請過一天假。我認識這家人；他們一家容貌姣好，典型愛爾蘭人的外表：黑頭髮，白皮膚，紅嘴唇。有趣的是，他們不但全都長大成人，而且沒有生過一次病。我想到家裡的爸媽，他們永遠都無法看到馬修的成就。真慶幸他們沒有出席，不必面對我們和史上最健康家庭的對比。

晚會結束後有酒喝。我和伊恩以及馬修的其他朋友一起出去。他們把我當作手足一般對待，讓我很感動。到了半夜，我和其他女孩都哭了起來。我們對馬修的缺席產生強烈的傷感。他身形高大，個性開朗，永遠是一切的中心。只要有他在，總是能讓每件事更美好，更有趣。他以前出現的每個地方都有一個無法填補的空洞。這夜，又跟之前的許多夜晚一樣，我哭著入睡。

聖誕節快到了，這是我們在酒館的第二個聖誕節。第一個聖誕節我們被繁忙的工

---

④《不可兒戲》（The Importance of Being Earnest）裡的角色，是十九世紀愛爾蘭劇作家王爾德所寫的一部諷刺風俗喜劇。

作量嚇壞了，但我們讓馬修和他所有的朋友幫忙收酒瓶和盛啤酒。醫院同意馬修可以在聖誕節回家。他睡在爸媽房間裡一張借來的病床上，他們設鬧鐘夜裡每兩小時幫他翻一次身。我們每天幫他洗澡更衣，把他搬進客廳，讓訪客可以來見見他。最後點餐時間過後我們會把他放回床上。

我們把他從一個房間搬到另一個房間時使用澳洲式抬法（Australian Lift），即兩個人在病患身體下方握住對方的手腕搭成轎子。馬修已經取得一些進展，又可以開始吃少量的食物，但主要營養仍來自於安素，我們會把安素掛在沙發上方掛畫的鉤子上。我們在吧檯後方工作的時候，永遠不缺願意和他坐在一起的朋友或客人——有個傢伙在灌完安素後，自豪地宣布「他統統喝光了」。彷彿一個嬰兒把奶瓶給喝完了。

自從那次癲癇發作，馬修又開始服用癲癇藥物。他大部分時間都昏昏欲睡，遲鈍的反應也讓他的訪客相當失望。每個人都暗自希望能讓他恢復生機的是他們的聲音或笑話或故事。

節禮日（Boxing Day）⑤那天，一年一度的酒館拔河賽吸引了眾多人潮，只要代表鐘與花冠酒館出賽的人，無論輸贏都能得到四公升的啤酒。我用我們拿來當薪水袋的褐色小信封，分別裝進八張簽名彩券，一張可兌換一杯五百毫升的啤酒。拔河賽過後，男人會變得很幼稚，情緒不穩定，有時候會吐得亂七八糟，但等到恢復得差不多了，又會拿彩券換酒。

節禮日的晚上，最後一次點餐時間過後，外面發生了肢體衝突，後窗被打碎了。爸爸出去制止鬧事的人，隔天早上警察來了，說那個男人要告爸爸傷害。整個聖誕假期也是同一個人不停打電話過來，威脅要把酒館和我們裡面所有人燒掉。我們要照顧馬修，努力工作，還得應付這個麻煩，感覺真是不公平。但我們真的沒時間害怕，客人在等，啤酒也得上。我們替破窗換上新玻璃，用笑臉面對下一次的療程。除夕那天，我們帶馬修返回醫院，準備迎接一年中最忙碌的夜晚，但也是最後一次火力全開，因為隔天一切都會恢復正常。客人成群結隊蜂擁而至，許多人都穿著漂亮的洋裝。午夜時分，所有客人到街上高唱〈友誼萬歲〉（Auld Lang Syne）或根據年齡和性傾向打得火熱，酒館有了短暫的喘息空間。我到外面收集酒杯，但首先靠著酒館大門的牆壁抽根菸。我看著街上那些穿戴整齊的人，喝得醉醺醺的，很快樂的模樣。很多人來擁

⑤英國與大多英聯邦國家在十二月二十六日（聖誕節翌日）慶祝的公眾假期。

抱我，有些人提到馬修。「希望今年對你們來說都是美好的一年，小姑娘。」

我抽完菸，撿起街上的酒杯，沿著小巷走進後門。酒館外頭有個長相可怕的傢伙對著花盆尿尿。

我們接完最後點餐的訂單，著手進行讓酒館恢復原貌的龐大任務，這包括了用拖把清除廁所的嘔吐物，通小便池，以及掃除街上所有的碎玻璃。爸一如往常把最討厭的工作統統攬到自己身上，然後我們和其他員工坐下來，請他們喝酒，感謝他們的辛苦工作。我們很快就喝醉了，過去兩個禮拜支撐我們前進的腎上腺素一下子從身體裡消失。我們聊到新年新希望，只希望馬修可以好起來。真是他媽該死的一年。

爸醉倒了，媽扶他到床上，留我下來鎖門。我讓所有人出去，在黑暗的酒館裡徘徊了一會兒。一九九一年，我心想，你會帶給我們怎麼樣的一年？我爬上房子後面的樓梯，傷心得不願意去看馬修的房間。我經過爸媽的房間時，看見爸躺在地上，抱著空空的病床床腳，啜泣著。波莉坐在他旁邊，頭歪到一邊，看起來很傷心。

我再次哭著入睡，醉得不省人事，連床邊的暖氣灼傷了膝蓋也沒醒來。到現在我仍有疤痕。

# 不當駕駛

一月八號——我十八歲生日那天——警方向那個把馬修撞倒的駕駛提起訴訟。案件在古爾法庭審理，後來遭到延期。

我們沒心情慶祝我的生日，爸媽給了我一張印有鳶尾花的卡片和一張支票。他們沒有在卡片上寫半個字，只有一排親吻。我很慶幸他們沒有寫上任何祝福的話。若以為我可以有個快樂的生日簡直荒謬。飛鏢隊的一個太太替我做了蛋糕。我喝醉了，然後抽抽泣泣直到睡覺。

一個月後是馬修的生日，我們讓他回家過週末。爸媽送他一台新的錄音機和時鐘。

「本來應該是一輛汽車的，」媽說，「但一直想著本來可能的事沒有意義。」

我們吹了很多氣球，他所有的朋友都來了。他很有反應，一邊坐著他最好的朋友班，另一邊坐著麗姿和莎拉，頭在他們之間轉來轉去，還發出一點呻吟聲。

三月十四號再次開庭。開車那個人被控不當駕駛，肇事逃逸，開罰一百八十塊英鎊的罰款。

法官說：「這對兩個年輕人而言，都是不幸的一晚。」

我們無法理解。爸媽很生氣，媽說：「我們應該把馬修推來這裡。他見到他的話，就不會說出那樣的評論。」

我只是覺得難過，為駕駛感到抱歉。我不敢想像如果自己對某人做出這樣的事會有什麼感覺。

警方解釋，除非有人死亡，開車撞人還是開車撞樹對法院沒有區別。他們還說駕駛有投保就該謝天謝地了，這表示我們可以從保險公司那邊為馬修爭取到一筆錢。我們明白當中的邏輯，也明白必須照著程序走，因為要讓馬修康復，需要比預期更漫長的時間，花費也更龐大，但光是聽見「補償」這兩個字就討厭得不得了。我們無法理解有任何金額能彌補馬修的遭遇。

# 漫長又傷心的真實故事

車禍發生後的九個月，爸媽和醫務人員開了一場不甚樂觀的病例會議。大腦掃描顯示馬修又出現顱內出血和中風的現象。受損區域不多，但有受損的，都是一些關鍵部位：語言區和主運動區。我們專注在正面的消息上。「受損區域不多」，我們對自己說。聽說大腦可以經由學習創造出新途徑，我們想繼續努力。

醫院無法繼續收留馬修，床位需要讓給其他成功機率較高的病人。又說他不適合復健部門，因為他進展不大，治療師無從訓練。他們建議把馬修轉到斯肯索普綜合醫院或古爾地區醫院，但我們決定在家照顧他。這樣至少我們能夠全家人在一起，不必擔心不在馬修身邊時他發生了什麼事。

醫院支持這項決定，並將餵食管直接插進馬修的胃裡，這樣我們就不再需要更換，每次餵食前也不必再用石蕊試紙測試。少了一條管子掛在鼻孔外，馬修看起來好多了，但我們覺得這等於開了倒車。我們本來希望他能夠進步到用嘴巴進食，胃造口導管彷彿間接承認了他的病情是永久性的。他每週有三天要去古爾醫院進行物理治療，里茲醫院的治療師遞給媽一封信，請她交給那裡的治療師。「妳打開那封信看見植物人這個字眼的話，希望妳不要難過。」他輕聲說。「這只是我們用來描述病情所用的詞彙。」媽沒有打開那封信，但那是我們第一次聽見有人以這個字眼形容馬修，說不難過是騙人的。

馬修要回家了，要準備的事情不勝枚舉。不是彩帶和氣球，而是各種專業設備——防止褥瘡的波紋床墊、病人移位機、洗澡床和輪椅。一位轄區內的護理師會定期打電話來，早上洗澡時會有人到家裡幫忙，有群人會輪班坐在馬修旁邊，讓我們可以繼續在酒館工作。

我花了很多時間和馬修一起坐在沙發上。我會播放車禍前我們時常一起看的喜劇片。他坐著的時候旁邊一定要有人陪，免得咳嗽或失去平衡跌倒，所以我會拿枕頭放在他一隻胳膊底下撐住，然後在另一邊依偎著他，摟住他的腰，臉貼在他的胸前。我會把他的手臂拉過來抱著我，牽起他細長的手指，兩人十指交扣。有時候我會閉上眼睛，幻想車禍從未發生。有時候我會哭，聲音很輕很輕，因為我不想讓他知道，然後讓眼淚落在他的衣服上。

就在幾個月前，我們才和他的一個朋友坐在這張沙發上。他那朋友不停搔我的腳底。

「如果你企圖想要和我姊上床，請別在我面前這樣做。」馬修曾說。每次他稱我是他姊姊的時候，我都覺得很驕傲。我好奇他還知不知道我是誰，如果我仍存在於他腦中某個地方的話。

我們看過一部法國抵抗運動的電影。我一路哭到底，馬修卻始終不為所動。

「你怎忍得住不哭呢？」電影結束後我問道。

「我從不為捏造的事情哭。」

「可是那是真實故事改編的。」

「喔，要是知道的話，我可能會哭。劇情真的挺傷心的。」

現在他困在屬於自己那漫長又傷心的真實故事裡，由我在一旁親眼見證。

車禍發生的隔年八月，馬修突然出現一次嚴重的癲癇，當時我們正一起坐在沙發上。起初是一陣可怕的噪音，像介於咆哮和尖叫之間的聲音，接下來他的臉開始抽搐，手腳快速抖動，眼睛往後腦勺翻，只剩下眼白，嘴唇也開始發紫。我不得不朝樓下的酒館大喊救命。爸媽去了古爾休閒中心游泳，聯絡不上他們。我們打電話給醫生，他立刻叫了救護車。

救護車在酒館前面停下，警笛四起，燈光閃爍，一群人衝上樓，把馬修扛到擔架上，載我們前往龐特佛雷特市立醫院。我嚇壞了，但盡量讓自己保持冷靜。我知道馬修可能會死。抵達醫院後，醫護人員一陣驚慌。我想他們以前想必從沒見過像這樣的情況。他們企圖在他的手臂上找出一條靜脈，透過注射藥物讓癲癇停止，卻怎麼都找不到血管。我不斷告訴他們沒用的，他的血管已經硬化，必須從他的腳上去找，但他們根本不聽我說，在他揮舞四肢的同時拚命扎他的手臂。我不忍心看下去，站在窗前，含淚低頭看著停車場。我讓馬修失望了。我明知道我越慌張，他們越不會聽我的，但我無法控制自己。要是媽在這裡，一定可以清楚傳達訊息。最後他們終於放棄扎他的手臂，在腳上找到一條血管。馬修穩定下來，隔天就出院了。

生活變得面目全非，但我們覺得很幸運，他仍在身邊可以去擁抱，去疼愛，去期盼。「至少我們仍有我們的馬修。」我們有位客人的小嬰兒死掉時，媽曾經這樣說。「至少我們仍有他在身邊，可以對他說我們愛他。」

有位天主教的神父會定期前來拜訪。他年事已高，連爬樓梯都有困難，每次來的時候總是氣喘吁吁，大汗淋漓。我們私下開玩笑說將來可能不得不打電話請另一位神父過來替他主持臨終聖禮。我們從未請他過來，但由於搬來斯內斯前，我和馬修在卡爾頓上過兩年的天主教學校，所以他八成以為我們是天主教徒。我們一直不太確定該做些什麼——請他喝茶？喝酒？給他錢？老爸對神父充滿許多痛苦回憶，他的童年印象裡，神父會拜訪那些最窮困的人，從他們身上撈錢。有一次神父來到家裡的時候，媽正在幫馬修修指甲。「他的指甲和頭髮還會持續生長就是生命的跡象。」他說。還有一次，他過來時喘得特別厲害。他問：「馬修第一次領聖餐是什麼時候？」「他沒領過。」媽說。從此我們再也沒有見過他。

我們有各式各樣的律師和醫生來家中拜訪，評估馬修的狀況以申請索賠以及撰寫有關他的報告。所有人都判斷他是植物人，沒有康復的可能，但我們並不買帳，絲毫沒有放棄希望。最讓我心煩的是從「另一邊」過來的那些人——也就是駕駛的保險公司——他們完全專注在盡可能付越少錢越好的想法上，而且永遠像要抓住我們的把柄似的。當然，我們根本沒有把柄可以抓。我不明白他們為何不能表現得光明磊落些，給我們多一點尊重。有一天，媽正在對保險公司派來的一位小姐解釋她的生活有多大的改變。不但沒有和孩子們討論大學生活和大學課程，反而得放棄自己的事業，成為殘疾設備的專家。

「怎麼說呢，」那位小姐說，「生活本來就不是樣樣都能照計畫順利進行，不是嗎？」

我們倒是很喜歡蕭老師的拜訪。她是馬修以前的班導師，同時也是他的英文老師。馬修一直對科學比較有興趣，這也是他轉學的原因。因為我們在卡爾頓的那間學校只有提供基礎科學的ＧＣＳＥ證書，並沒有物理、化學和生物的分科。不過等他適應了在斯內斯的新家後，可能不必再和我做比較，於是開始愛上蕭老師教的英文。「即使他再怎麼調皮搗蛋，我也沒辦法對他發脾氣。」她含淚笑著說。「他充滿了魅力。」

馬修回家不久後，波莉就去世了。馬修發生車禍後，她失去了快樂，日漸消沉。我們的一個客人帶她去獸醫那邊做子宮切除手術，但手術過程中她心臟病發作。客人回來告訴我們這件事，但爸媽帶馬修去做物理治療了，所以只有我一個人。她哭個不停。「我真的很遺憾。」她說。「我知道失去狗狗的感覺有多糟糕，就像失去一個孩子一樣。」

我好怕自己不小心笑出聲來。考慮到馬修的情況，這種說法聽起來很可笑。我心想，起碼波莉死得很快。那是我第一次允許自己去想，哪怕只有一下子，去想如果馬修當初沒有活下來，是不是對他比較好。我想像以前的我肯定會為波莉哭到不行，如今卻什麼都沒有留給她。我把所有的悲傷都給了馬修，無法為他可憐的狗擠出半滴眼淚。

我察覺到我變得比較鬱鬱寡歡，經常發脾氣，雖然我很努力不要表現出來。我要麼站在吧檯後面，要麼待在酒館裡，面帶微笑聽著那些為馬修的意外而心痛不已的客人說話。但不知怎地，他們總覺得自己也是這個意外的一分子。他們會告訴我，他們是多麼傷心欲絕，當初聽到消息時人在哪裡，與馬修最後一次說話聊些什麼。

「我把那孩子當作親生的一樣疼愛。」他們說。起初我覺得很感動。所有人都愛他，這樣說真好。但後來我漸漸生厭。我點頭微笑，很清楚他們的孩子平平安安，他們根本不知道我們的生活成了什麼模樣。「真的嗎？」我想說，「你真的認為這是你的悲劇？你和我們有同樣的感覺？因為如果是真的，那你就是瘋了。」

我討厭有人把上帝搬出來說，彷彿整件意外是某種偉大計畫的一部分。有個虔誠的教徒對我說過：「這種事情就是上帝測驗我信念的時刻。」我相信他沒有惡意，但我氣壞了。他竟然擅自把馬修的可憐遭遇拿去當作他和上帝之間的關係。

沒有人喜歡我。有人想要和我聊聊馬修的時候我會生氣，但他們不再過問，不想來看他的時候我也會生氣。發生悲慘事故陷入昏迷是很刺激，但下半輩子大腦嚴重損傷就是另一回事了。大家不想看到他。他們愛過他——雖然沒有真的像親生一般疼愛——但他們愛過他——看到他這般劇變讓他們很痛苦。

有一天，我故意把沸騰的熱水壺往手臂上倒。我事先沒有計畫，但正當我站在那兒等開關彈起來之際，突然想到用身體的痛分散心裡的痛。我非試不可。

燙傷的感覺痛苦極了，遠遠超乎我的想像。我的手臂布滿水泡，看得出來我必須去醫院一趟。我戴著老爸去杜拜出差買回來給媽的六條駱駝手鍊。手鍊溫度變高，在我的手腕上燙出一條條水平傷痕。我打電話叫了一輛計程車，直奔醫院。我哭個不停，因為我覺得自己像個白痴。我不敢告訴任何人我是故意的。

醫生說他們可能得切開手鐲，但我不忍心這些美麗的手鐲因為我的愚蠢而被毀掉，所以我深吸一口氣，把手鐲從燙傷的手臂上拔下來。傷口包紮好後就回家了。情況相當不方便，因為我連續好幾天不能上班，而且我覺得自己很不負責，是個騙子。每個人都對我那麼好，我根本就不配。然而，儘管手臂的傷很痛，我也因為自己的行為感到羞愧，卻從未感覺到心中的痛減少一絲一毫。

我努力學著面對我們家的新現實。我開始酗酒，但我們認識的很多人都是這樣，所以沒人真的注意到。我沒想到那些常來光顧的客人並不適合做為正常飲酒習慣的衡量標準。

# 難道土壤增長，就為了這個下場？

對我們來說，最艱難的任務就是扛著馬修上下樓梯，無論是去做物理治療或呼吸新鮮空氣。房子後面的樓梯太窄，無法帶馬修上上下下，必須從前面的樓梯下樓，再帶他穿過酒館。天氣晴朗的時候，我們會帶他到酒館外的花園，把他安置在遮陽傘底下。有一次，他的腳伸了出去，暴露在陽光下，結果小腿受到輕微燙傷。我們幫他擦上晒後護理乳時，我想起我們分別是七歲和八歲，在聖盧西亞度假的那年，他的雙臂和耳朵頂端被嚴重晒傷，而身體其他部位一直待在泳池底下。當時的馬修整晚痛得不能睡，現在，他卻沒有任何反應。

「你們不能一直這樣下去。」我們的客人兼好友法蘭克說。法蘭克是我們搬來約克郡時老爸第一個認識的人。我們家跟他和他的太太麗姿關係非常好。他是一名製圖師。「你們何不敲掉車庫，把房子擴建出去。我會幫你們畫些平面圖。」

法蘭克說他很擔心我們的安全，也擔心我們的背扭傷，更別提如果有些心生不滿的客人真的跑來這裡，企圖把酒館燒了會發生什麼事。他們經常威脅要這麼做。法蘭克也擺明說了帶馬修穿過酒館對生意不好。我們需要自己的空間和自己的花園，因為沒人想看到他。

這些話很刺耳，但我們知道法蘭克說得對，也很敬重他敢說出實話。我發現擴建工程可以看成兩個部分。假使遇到像癲癇發作、需要緊急送醫的情況，假使街上停著警笛大作的救護車，醫務人員必須衝上來，扛著躺在擔架上的馬修下樓，這樣不但可以接受，甚至有點興奮，從乏味的例行公事解脫一下。但如果是平常的日子，如果我們帶馬修下樓，推著輪椅帶他做物理治療或外出散步，如果我們不趕時間，大家有機會看見他殘缺的高大身軀，望向他空洞的雙眼，注意到他頭上的坑洞……任何心智正常的人都不會希望喝著辛苦賺來的啤酒時目睹這一切。

因此，我們決定拆掉車庫，蓋一間特殊的平房，讓他住在裡面。馬修改造過機車的地方，我和他討論過愛是否存在的地方。可是後來，當地市府想要把酒館後面的土地拿來蓋公共停車場，於是發布了強制收購令，隨之而來的是一場漫長的抗爭。爸打電話給BBC Look North，因為馬修的GCSE成績採訪過媽的同一批人來拍攝我們把輪椅上的馬修扛下樓的過程。酒館客人為我們打抱不平，連署了一份請願書表達支持。

馬修又一次地出現在報紙上：

> **家長對市府的申訴**
>
> 住在斯內斯奮戰不懈的米特恩夫婦，凱文和瑪格麗特，在本週一向布斯法瑞市府提交了一份一千五百人簽署的請願書，企圖說服市府允許他們為腦部受創的兒子建造特殊的住所。
>
> 這對夫婦帶著十七歲的兒子，因事故癱瘓、大腦受損的馬修來到位於古爾的市府辦公室。他們希望這份請願書能說服議員收回決定，不要為了公共停車場而強制收購他們自家酒館後方的土地。

反之，米特恩夫婦希望能利用他們持有的這塊小土地——四個停車位的空間——擴建一棟平房，以便照顧他們癱瘓的兒子。

這家人在眾多朋友的陪同下前往市政辦公室，他們也幫助米特恩夫婦募集到斯內斯和克威克總人口半數以上的居民支持。然而一行人抵達時，在場只有一名接待員。

十分鐘過後，市長祕書出現了，準備接受請願書，但米特恩太太一得知行政執行長（Chief Executive）約翰・巴伯正在過來的路上，十分不願交出去。他抵達時，市長和市府律師也陪同而來，米特恩一家終於能夠表達看法。

電視新聞和其他媒體聲稱斯內斯的居民堅持要求市府蓋停車場，但這種說法純粹是空穴來風；其中一千五百二十位居民支持米特恩一家在他們自已的土地上為兒子建造住所。

最後開口的是凱文・米特恩。他說他和他的太太已經走投無路，如果擴建遭到拒絕，他們必須賣掉代表一生積蓄的酒館生意，並且搬家。

「我們已經失去了我們的兒子，」他說，「我太太也失去了她的事業。如果我們再失去酒館，就連最後一絲希望都沒有了。」

一九九一年九月十九日，《時代紀事報》（*Times and Chronicle*）

同一篇報導刊登了進一步的評論。

即便再鐵石心腸的人，也很難不被斯內斯的米特恩一家人的困境所動容。他們勇敢無畏，不辭勞苦，只為了給腦部受創而癱瘓的兒子馬修最好的照顧。

這家人若申訴成功，將可以在他們本來就持有的土地上擴建一間平房安置十七歲的兒子。本報和其他報紙連同電視廣播都在大力推動。

事實上，為了證明斯內斯居民比起失去四個停車位，更在乎馬修·米特恩的幸福，夫婦倆在本週一遞出由一千五百二十位當地居民簽署的請願書，要求市府重新審議強制收購令的決定。

考慮到同理心和人道立場，米特恩一家確實有絕對的需要。要求市府議員靜下來聆聽他們的訴求難道有那麼過分嗎？

請願書、媒體鋪天蓋地的報導、甚至坐在輪椅上的馬修都沒能打動市府。申訴遭到拒絕。我們轉而求助國會議員大衛·戴維斯，他接下這件案子。

## 人道主義的決定

為了照顧腦部受損的兒子，向當地市府爭取擴建特殊住宅許可的夫婦倆，日前取得勝利。

照片中央的夫婦向簽署請願書支持他們的一千五百多位居民表達感謝。

米特恩夫婦相信是輿論的壓力影響了政府做出有利於他們的決定。環境部部長（The Secretary of State for the Environment）麥可・赫塞爾廷已經決定禁止布斯法瑞市府使用強制收購令購買米特恩夫婦位於斯內斯酒館後方的那塊小土地。

米特恩夫婦已經決定擴建一間平房以便照顧他們在交通事故中受重傷的十七歲兒子。

一名獨立調查員指出，市府的強制收購令已經獲得批准。

但赫塞爾廷部長推翻了這項質疑。

他說他已經以「人道主義」的理由達成決定，不考慮收購令的規劃所帶來的價值。

一九九一年十月二日，《赫爾每日郵報》（*Hull Daily Mail*）

最後，計畫總算得以進行。市府很快通過了擴建平房的平面圖，並於一九九二年初開始動工。感覺像是某種勝利，因為如果失敗了，替代方案實在太可怕，我們卻完全不覺得高興。又一次地，在我們努力適應馬修的改變時，同時也不得不去應付其他隨之而來的事情。我不明白怎有人可以對他、對我們那麼沒有同情心。

四月，經過第四次的考試，我終於拿到了駕照。我從酒館工作存下來的錢拿了五百塊英鎊買了一輛銀色的豐田汽車。客人都稱它為銀彈。由於平房正在建造的緣故，我每隔一陣子倒車時，總會撞上一堆磚塊。

我有空的時候幾乎都和酒館的客人混在一起。星期二晚上，我會玩多米諾骨牌遊戲，星期三是女子飛鏢隊的一員，星期一晚上則是加入男女混合賽，我通常是兩邊比賽隊伍中唯一的女性。星期四是屬於男子飛鏢隊的夜晚，酒館有兩支隊伍。老爸是A隊的成員，而我通常幫B隊加油。爸會給我錢，讓我盡老闆的職責買下第一輪的啤酒。來到鄰近小鎮上的酒館當著八個男人的面直接走向吧檯感覺挺好的。

到了夏天，擴建完工了，裡面有一間爸媽和馬修共用的寬敞臥房，以及一間可以容納洗澡床的大浴室。每扇門都很寬，可以用移位機帶著輪椅上的他四處走動。我們成立一個看護小組，並定期去物理治療師那邊報到。平房裡沒有我的房間，不過我搬進了馬修的房間，那裡距離平房最近。我喜歡待在馬修的房間裡，讓我有種和他很親近的感覺。我把我的東西和他的東西混在一起，我會穿他的衣服，把他的牛仔褲剪成短褲，因為我穿起來太長了。住在隔壁卻又與家人分開的感覺很奇怪，因為嚴格說來我們沒有住在同一個屋簷下。很多朋友都羨慕我的自由生活，有時候甚至會驚嘆我好幸運，然後才想起我擁有這所有空間的起源是什麼。

想回到家人身邊的話，我只需從後面樓梯下去，穿過一扇相連的門即可。這扇門可以從酒館後面的廚房直接帶我到那間寬敞的臥房。媽在房間一角弄了個小小的辦公區，這樣她就能一邊結算營業額，做些文書工作，一邊照顧馬修。我們買了新的保險箱，樓上嵌在牆壁裡的保險箱已經不再使用。我有幾次做夢夢見小偷闖進家裡，要脅我不說出密碼的話，就要把房子燒了，完全不相信我說保險箱是空的。平房外面有一塊石板地和一個小花園。我們可以把馬修推到外面晒太陽，沒人會看得見。我每次都會想起威爾弗雷德・歐文（Wilfred Owen）寫的那首詩〈徒然〉（Futility）：

**把他移到太陽下吧——**

陽光曾溫柔地喚醒過他，
故鄉，待耕的田野沙沙作響。
即使在法國，太陽總能喚醒他，
直到今早下了這場雪。
如果現在還有什麼能把他喚醒，
只有和煦的太陽知道了。
想想陽光怎麼把種子喚醒——
並一度將冰星萬物復甦。
這四肢完美無缺，這身軀
充滿勇氣——依然溫熱——卻已僵硬，動彈不得？
難道土壤增長，就為了這個下場？⑥
哎！愚昧的陽光又何苦
不讓地球沉睡下去？

時間一天天過去，越來越少人問起馬修的近況，因為他們知道沒有進展可以報告。酒館裡，一切安然無恙，因為我們在酒館工作，可以不斷提供啤酒。一旦離開了酒館的庇護，大家把我們看成獨立的個體時，情況就不同了。爸說有人為了避免覺得有義務問他最近過得如何，會走到馬路對面迴避他。我每個星期六晚上在酒館工作，上工前我經常到對街的商店買菸，在那裡遇見許多喝了整個下午的一群人。

「妳家小伙子還好嗎？」他們會說。「我不想問妳爸媽。」

我想不通他們不喜歡問我爸媽的說法。難道他們覺得我無所謂嗎？我不會像爸媽那麼沮喪？也許只是醉意讓放鬆的他們有勇氣發問。他們可能喝了幾杯啤酒，回家路上順道買個香菸或樂透彩券，然後醉醺醺地妄想做點正經事，問我這個問題。

我記得我有多痛恨這個問題，卻不記得自己都是怎麼回答的。老樣子可以有幾種說法？沒消息又有幾種說法？

我仍天天和馬修坐在一起，擁抱他，和他說話，儘管我已經把所有的回憶說了

⑥此句原文為「Was it for this the clay grew tall」。「clay」一詞除了「泥土」的含義，也有著《聖經》〈創世紀〉裡神以泥土造人的典故。因此，本句也可理解為：「難道肉身成長，就為了這個下場？」

幾百萬次，再也沒有新東西可說。我輕輕幫他梳頭髮，擠他鼻子上的黑頭粉刺，因為我知道他最討厭粉刺。我遺傳到老爸的皮膚，容易長粉刺，但馬修的皮膚就像媽媽一樣，連斑都沒有。現在的他，滿臉都是斑。

等我用紙巾輕輕抹掉粉刺，再用粉刺潔膚棉幫他擦鼻子的時候，一滴淚水順著他的臉頰滑落。我們從來不知道他偶爾出現的淚水——流得不多——背後是否有任何感情因素。我想過是不是潔膚棉太刺激害他淚眼汪汪。無論如何，我都覺得我傷害了他。以前的馬修想到自己長了黑頭粉刺肯定不高興，但大概也不會喜歡我幫他擠粉刺。馬修在乎嗎？比起鼻子上的幾顆粉刺，他難道沒有更煩惱的事嗎？我無法在腦中解開所有謎題，無法得知什麼樣的他在什麼時間可能想要什麼，但我再也沒有碰過他的粉刺。

有時我會凝視他的眼睛尋找意識。有時我以為我看見他做了個鬼臉，稍縱即逝，彷彿以前的他突然閃現，知道他在哪裡，他是誰，但我永遠不敢確定這是不是我自己的想像。我想知道真正的他去了哪裡，他的靈魂又在哪裡。

# 瘋人院

我的高考糊裡糊塗地得到不錯的成績，於是我向離家最近的五所大學申請了英文和法文科系。我沒什麼熱忱，但隱約記得這是車禍前的我想要做的事。錄取通知寄來後，我選擇了里茲大學。學校和醫院就在同一條馬路上。我想待在家，但爸媽鼓勵我在宿舍找個房間，他們向我保證每星期會來看我一次，我週末也可以回家。

直到上大學後，我才知道原來我是普通人。成長過程中，別人總喜歡嘲笑我有濃濃的口音，說我聰明過頭，一點都不討喜。我也習慣被人當成酒館的女繼承人對待，習慣有人捧在手心寵著，所以一開始受到不小的衝擊。

我學到「妳以前是哪間學校的？」不是一個地理問題，而是企圖決定我是什麼樣的人，把我分類。有一次，我在大學最好的朋友蘇菲把我介紹給她幾個朋友時，他們彷彿把我當成一隻好奇的寵物對待。「她的談吐很優雅對吧？」其中一人對另一人說，「以一個上綜合高中的人來說算不錯了。」

這些我都不介意，甚至覺得挺有趣的。我讀很多書——從《安妮的戀曲》（Anne of the Island）到菲利浦・拉金（Philip Larkin）的《吉爾》（Jill）再到艾弗林・渥夫（Evelyn Waugh）的《夢斷白莊》（*Brideshead Revisited*）——內容是主角上大學遇見貴族子弟的故事，好讓我有所準備。我從書上得知沒有什麼比假裝成別人更糟的事了，所以我從不浪費時間說謊，或羞於自己的家世背景，我看見很多學生會這樣。有些人會因為自己的出生或讀過的學校而真心覺得比別人高人一等，至今我仍然困惑不解。

蘇菲是我抵達勒普敦宿舍時認識的第一個人。宿舍位於海丁利校區，傳說約克郡屠夫在那裡選中他的其中一個受害者。她帶了六個綠色酒杯，是她媽媽給她的。我以前從沒見過彩色玻璃，覺得父母送酒杯這件事非常迷人。她整個暑假都在坐火車遊歐洲，在葡萄牙的海灘上玩曲棍球，然後用球棍從停在麵包店大門後面的露天麵包車上偷走麵包。她有自己的西洋棋，父親是外科醫生，她從小到大都念寄宿學校。她就像從書中走出來的人，我非常喜歡她。

剛進學校的頭幾個晚上，我把馬修的事告訴她，她聽到後，態度很從容。幾年前，在蘇菲十四歲的時候，她媽媽發生一次中風，走路和說話都有困難。蘇菲知道與別人格格不入的感覺。我們經常熬夜喝酒、聊天、抽菸，玩拼字遊戲。我放棄已經抽習慣的榮爵牌和大使牌，改抽以優雅的白金兩色包裝的特醇萬寶路。我開始說午膳而不是中飯，晚膳而不是晚飯⑦。

我喜歡跟蘇菲和她的家人在一起，他們每次來到這裡都會帶我出去玩。她父親幫她訂閱各式各樣有趣的雜誌，所以我也養成了看《私家偵探》（*Private Eye*）和《旁觀者》（*The Spectator*）的習慣。他寄給我們很多病人送給他的謝禮。我慢慢愛上煙燻鮭魚和帕爾瑪火腿，兩種都不是我以前吃過的。

---

⑦原文是I started saying lunch instead of dinner, and dinner instead of tea.英國北方中下層及勞工階級人士傳統稱午餐為dinner，稱晚餐為tea；而英國南方的上流社會人士稱午餐為lunch，dinner 指七點鐘左右吃的正式晚餐，tea就是我們熟悉的下午茶。

校園裡我最喜歡的地方就是布勞瑟頓圖書館（Brotherton Library）和文具店。我買了很多拋棄式鋼筆，用紫色墨水寫所有報告。我和蘇菲買了一些銀色噴漆，她把星星印在我們的馬汀靴上。她的是黑色，我的是綠色。

我不知道如何對剛認識的陌生人介紹自己。在老家，我一直是昏迷小子的姊姊，鐘和花冠酒館的女孩，長手的女兒。每個人都知道我們的一切。現在，在這個廣闊的新世界，卻得面對同學和家長問我高中畢業後的那年空檔是怎麼度過的。我不知所措，覺得自己彷彿是從另一個星球來到這群天真完美的人們身邊。

別人問我有幾個兄弟姊妹的時候，我試過各種答案：

回答：我有一個弟弟。

優點：這是實話。

缺點：他們會繼續往下問，例如「他是做什麼的？」「沒做什麼。」不是恰當的答案（有點好笑，對不對？如果你認真想一想的話？）

結論：不值得。到最後還是得解釋一番。

回答：沒有。
優點：簡潔有力，不會影響心情。
缺點：這是謊話。說謊會讓妳覺得心情很差。
結論：不值得。妳會覺得內疚，如果跟那個人越來越熟，謊言就會像一顆毒瘤卡在你們之間，直到最後妳不得不坦承為止。有時候有人會說：「我就覺得妳有一種獨生女的氣質。」於是妳不知道該怎麼辦，或如何繼續這個話題。

回答：我有一個弟弟。他出車禍後陷入持續性植物狀態。
優點：這是實話。
缺點：說太多，太令人沮喪，而且不會讓話題停止，因為大家會想問有關持續性植物狀態的問題，想知道將來甦醒的可能性。妳給的答案範圍會很廣，從執迷不悟的樂觀到茫然的不確定到憤世嫉俗的聽天由命。以後沒人知道怎麼跟妳相處。
結論：要避免。

回答：我有一個弟弟，可是他出過車禍後身體變得很差。

優點：這是實話。給問問題的人足夠的訊息了解情況，又不會把所有人搞得太沮喪。

缺點：沒有缺點，得以讓問問題的人說：「真是遺憾。」然後繼續下一個話題。

結論：最好的做法。

很大的問題在於，沒人知道持續性植物狀態到底代表什麼意思，解釋起來也困難。如果我說昏迷，大家會想到睡美人，隨時可能完全清醒的美好狀態。植物兩字是關鍵字，也是可怕的形容詞，背後潛藏的就是「植物人」的意思，雖然我從未用過這個說法。

每次談起這個話題，最後免不了對發問的人哽咽說到部分事實的時候，只要對象是成人而不是學生，他們總說：「妳父母真可憐。」我思考過這件事。現在我明白那個人肯定也是當了爸媽的人，他們實際上真正在想的是：「謝天謝地我的孩子沒有發生這種事。」

週末我經常回酒館，大多和蘇菲一起回去。我把她「介紹」給馬修，她會坐下來握住他的手。我常想，如果她遇見的是從前的馬修，一切會有多麼的不同。我想像我們笑著鬧著，一起出去喝酒。

我們會在吧檯後面工作。客人都喜歡蘇菲，喜歡她漂亮又時髦的模樣。有一次電視在轉播足球比賽，客人問蘇菲上半場的比數是什麼，她抬頭看著螢幕回答：「Two－Love。」把大家逗得很開心。像她這樣的女孩，他們看都沒有看過，更別說幫他們倒啤酒了。

另一個聖誕節過去了，我們搬來酒館的第四個聖誕節。一九九三年一開始就是緩慢又寒冷的一年。

有一天，我們全家人在平房看新聞。一個名叫東尼・布蘭德（Tony Bland）的年輕人在希爾斯堡慘劇（Hillsborough disaster）⑧受傷後昏迷不醒。他的醫生在父母的支持下提出訴訟，主張移除人工營養及水分，讓他得以自然死去。基本論點是，透過管子餵食病人應視為一種醫療行為，如同施打抗生素或替心臟病發的病人進行復甦

⑧一九八九年四月十五日在英格蘭雪菲爾的希爾斯堡球場發生的踩踏事故，造成九十六名利物浦球迷死亡。

術。這表示在某些特定情況下，法院可以決定應不應該繼續進行該項醫療行為。

我們一直知道這起訴訟案，卻從未想過與我們有什麼關係。我們以為東尼・布蘭德是處於完全昏迷狀態，沒有睡眠和清醒的時間。

但新聞出現他的畫面。他看起來就像馬修一樣，一頭黑髮，年紀也相仿，手腕因痙攣而彎曲，管子從鼻孔垂下。他在病房裡，病床四周都是他的照片，就像我們貼滿了車禍前的馬修照片那樣。我們的目光從電視裡的男孩移到沙發上的男孩，相似度之高，任誰都無法反駁。唯一的差別在於東尼看起來比馬修更有意識，眼睛動得比較多。

過去，每當馬修出現嚴重的癲癇，或因為感染重新入院的時候，醫護人員都會問我們是否希望馬修接受治療。我們的答案永遠是肯定的，毫不猶豫。酒館客人經常帶剪報來，故事像「男子從十年的昏迷中甦醒」這一類的，所以我們依舊相信這種事可能發生在我們身上。而且無論馬修的進展如何，我們都愛他，我們不希望他死。

因此，我們變得善於把不想聽到的話排除在外，忽視在在表明已無希望的任何證據。

去年七月的一份醫生報告曾經提到：

**自從受傷以來，除了睜開眼睛，他的昏迷狀態一直沒有顯著的改善。受傷後已經過了一年，他的病情不太可能會改變了。**

「不太可能，」當時我們說，「不是不可能。」

我們拒絕接受病情無望的事實。我們覺得馬修很特別，我們值得為他而奮鬥。要是有人能在昏迷幾年後甦醒，那一定就是他。

然而那則新聞和東尼・布蘭德的模樣深植在我心中，又一個熱愛足球、活潑開朗的大男孩。我不願意去想，卻怎麼也忍不住。有人竟認為東尼不要活下來對他比較好。這對馬修而言又代表什麼意思？

這一年，我變得越來越消沉。我上了一些課，但法文把我嚇壞了。我變得沉默寡言，除非有酒精的幫助，否則我連用母語都很少開口，用別種語言表達自己簡直是折磨。英文課的情況好一些，只是上莎士比亞課的講堂讓我有幽閉恐懼症。

有一個教應用文學的老師我很喜歡。他對我揮舞著我那篇俄羅斯形式主義的論文說：「寫得太精彩了，妳的文筆真的很好，我拿著妳這篇論文到處給系所的人看。」

我感覺到一閃而過的愉悅，想起受老師讚揚的感覺有多好，但一下子就消失了。

我不再有熱忱為了目標而努力。以前的我曾經很在乎。記得有一次學校的英文考試我拿了九十三分，凱文・普雷斯特拿了九十四分，當時我真的好難過。他的數學一直比我好，但我覺得英文是我的強項。我再也無法擁有那樣的剛毅、決心或興趣。我只想找個辦法撐過每一天，做了什麼毫不在乎。

我回家的頻率漸漸少了，經常待在里茲，足不出戶。白天睡一整天，到了晚上又徹夜不眠，和蘇菲喝酒玩牌或玩拼字遊戲，直到她上床睡覺，然後我再獨自喝酒看書，等到聽見鳥叫聲，第一道陽光從窗簾照進來的早晨，我才哭著入睡。

後來，情況一度嚴重到媽媽來學校接我，載我到別人推薦她的一間靜養所，就位於里茲的北方。她幫我買了所有她覺得我可能需要的東西，包括香菸在內。她和我一起坐在床上，牽著我的手。

「不曉得我現在還能不能生孩子？」她說，「可能不算太晚。這樣妳會好一些嗎？」

她對我的愛讓我感動得無以復加，但我不想要別的手足，我只想要我失去的那一個。我不相信一個嬰兒有辦法填補車禍前那個馬修所留下來的巨大坑洞。

靜養所很不錯。這裡有一間圖書館，我讀了很多幽默小說家伍德豪斯爵士（P. G.

Wodehouse）的作品。在那裡我感覺如釋重負，不必裝模作樣，不必被一群知道我有多傷心的人包圍。

幾天後，媽媽來接我，把我載回宿舍。她整理了我的房間，換了床單，把所有髒兮兮的餐具都清洗乾淨，不再像個豬窩。她安排我每週去看一個叫珍的心理醫生。

我和珍初次見面的時候，帶了一張從旁觀者雜誌上撕下來的漫畫。上面是一個坐在沙發上的男人，旁邊的泡泡對話框寫了像這樣的話：「我有個很棒的童年；讓我沒辦法應付的是長大。」

我沒有告訴很多人我去看心理醫生的事，就算說了，我也稱之為「去瘋人院」。不過我喜歡珍。我喜歡她牆壁上的克林姆畫，房間到處擺著的面紙盒。我也喜歡沙發，雖然從來沒有躺在上面。珍絕對給了我不少幫助。我們談到了馬修一號和馬修二號的想法，談到我無法把現在的他和過去的他做連接，談到我對失去的馬修以淚洗面時，總覺得對現在留下來的馬修是種背叛。在那些療程的期間，我終於知道他再也不可能好轉，我必須把注意力集中在接受事情的原貌。

媽沒有再生一個孩子，倒是養了另一隻狗。他們認為有隻純種的拉不拉多在馬修身邊可以造就一種柔和的氣氛。他們在里茲的一間養狗場挑中了牠，在那裡牠的名字是「午夜銀河」。酒館供應的墨菲牌愛爾蘭黑啤酒熱銷後，我們便幫牠取名墨菲。雖然牠無法取代波莉，但我們也漸漸愛上牠，牠激勵我們到河岸邊散步。我們會走上好幾公里，欣賞農地上吃草的牛群，看著蒼鷺飛下來捕魚。墨菲不是那種在陸地上追木棍的狗，但到了水裡就不一樣了。牠會看著我們把木棍丟進湍急的河裡，找出水流的軌跡，然後衝去攔截木棍。牠是一隻極度愚蠢的狗，除了這一招，牠只有在找食物吃的時候展現過聰明的模樣。

整個大學二年級，我持續與珍見面，漸漸沒那麼孤立。她診斷出我罹患了創傷後壓力症候群，指出我所有的困境都和馬修的遭遇有直接關係。她不覺得我瘋了。

我明白與其每次喝醉後隨便向人哭訴，還是在珍的面前清醒痛哭比較好，我也發現我可以把悲痛情緒控制在我和珍見面的五十分鐘內，有時坐在扶手椅上，有時坐在地板的懶骨頭上。我回到外面的世界時總是盡量表現得像個正常人，我也成功辦到了。我很高興，珍簡直欣喜若狂，大家一點兒都不知道我內心真正的感受。

# 獨生女

二十一歲生日那天，爸媽給了我一張卡片，裡面塞了一張慷慨的支票和雷諾小鋼砲的廣告單。我們都很喜歡那個電視廣告和廣告裡的那對父女。我選了紫色的雷諾車，所有客人那陣子都用廣告裡那個女兒的名字妮可來叫我。我也開始學廣告裡的女兒叫老爸爹爹，後來叫著叫著就改不回來了。車禍發生後，這是我們第一次對家中任何成員的生日有開心的感覺。

酒館裡有個客人喝醉後恭喜我買了一輛新車。他說我很幸運。「當然了，現在所有東西都會是妳的了。」一邊說一邊揮舞雙手。又有個客人說爸肯定在他們身上賺了太多錢，否則怎麼有能力買新車給我。大家經常這樣說話。擁有一間酒館的缺點在於每個人都對我們過分關心，很容易一下子喜歡我們，一下子討厭我們。如果酒館買了新地毯，一半的客人會說「地毯真漂亮」，一半的客人則會說我們應該把啤酒的價格往下降，而不是把錢浪費在家具上。我已經習慣被眾人推測我的男朋友和未來是什麼模樣，這也不是第一次有人把馬修的事故和我的財產利益畫上等號。我從不知道該說什麼。這些人難道那麼不了解我嗎？以為我會把這種事看成某種不幸中的大幸？我開始和約克郡以外的人相處後，才發現約克郡人有個奇怪的特性，就是以沒禮貌和討人厭自豪。「我只是直話直說。」許多人在酒館冒犯到別人後，總會這樣盛氣凌人地說。

我漸漸厭煩這種缺乏隱私的感覺，每個人都知道我們家的每件事。有一次我在吧檯後面工作的時候，有個人說：「我今天早上看到妳爸爸去看醫生，他怎麼了？」

「我不知道，」我說，「我不知道他去看醫生了。要不要我過去問他，然後回來把情況報告給你聽？」

馬修的生日在我生日過後的一個月左右到來。我們每次都會想辦法慶祝一下，但車禍發生至今已經三年半，慶祝變得越來越困難。送禮物根本不可能。如果有什麼我們認為有助於他生活的東西，根本不會等到他生日才交出來。我通常會送他一張ＣＤ。我會把ＣＤ包起來，放在他沒有痙攣扭曲的手中。我會把他的手指移到包裝紙上，然後與他一起拆禮物。

過完生日的三天後，馬修被送進了基林貝克醫院。他的肺積滿了水，儘管用了最強的抗生素，病情卻急劇惡化，口腔布滿了一層結痂。我們用棉花棒把結痂清乾淨，結果留下了傷口。我們向一位護理師說。「他的情況很不好。」她說著，心裡顯然在想還有更嚴重的事情要擔心。

我們每天開車穿過如迷宮般的道路施工路段往返醫院，像往常一樣照顧馬修，幫他洗澡，看著醫護人員抽出他肺裡的黃綠色黏液。有一次，在醫院吃膩的我們決定改變一下，於是我和媽在寒冷的二月出門散步，在路上的一間酒館吃午餐。我吃了半盤的鵝肝和洋蔥，然後去了廁所全部吐個精光。

我看著鏡子裡的自己，把熱呼呼的額頭靠在鏡子上，閉上眼睛。事情怎能這樣越變越糟？我還能承受多久？我覺得自己彷彿掉入一個永無止境的恐怖故事裡。

醫院談到了手術——他們想在馬修的肺部鑽一個洞導出裡頭的液體。他們兩年前在龐特佛雷特醫院動過類似的手術，術後的疤痕很小。馬修排在手術室名單中的最後一位，因為醫院不希望他的感染病傷害到手術台上的其他病人。我們在他的小病房裡等運送病人的護工過來帶他時，他突然發出輕微的呻吟，後來聲音越來越大，最後整個病房都能聽得見。以前手術留下的疤痕冷不防地噴出惡臭的黃色膿水，濺到了床單上。手術取消。醫生得到了需要的洞。他們先打入抗生素，再插入導管，讓剩下的骯髒膿水流掉，然後就能期待他再次返家。

在基林貝克醫院待了三星期後，馬修終於回家了，身體上多了一根管子和用來收集肺部膿水的袋子。回家後情況一直很低迷。每隔一段時間他就會出現一次瀕死的情況，倖存下來後我們就會把它視為一次的勝利。那是第一次我發現自己在想，如果他死了是不是比較好。馬修想要這樣的生活嗎？除了睜開眼睛，三不五時出現癲癇，偶爾感覺痛的時候發出聲音，什麼也不能做？我不願意深入思考這些念頭，也知道我不可能告訴爸媽。

我變得心神不寧，滿腦子都是如果馬修死了會發生什麼事，有鑑於我們都沒有受洗。我每次讀小說都會讀到沒有受洗的人未來不能埋在教堂裡。我不敢問任何人，所以我宣布我決定去受洗，希望馬修也一起去。雖然爸媽八成覺得我瘋了，但還是隨我的意思。我前去拜訪當地安排這一切的教區神父。我們抵達教堂時，外面是炎熱的夏天，走進裡頭卻覺得冷。我希望能出現某種感覺，希望受到上帝的感召；有虔誠的宗教信仰，日子彷彿過得比較容易。但我沒有感覺。聖水灑在馬修臉上時，他也沒有反應，不過我也沒有期待他會有反應。總之，我已經達成目標。如果現在他死了，他就可以埋在當地的教堂裡。如果我們想要的話。

我必須前往法國一年，做為大學修課的一部分。我不想離家，不想和家人分隔太遠。我和爸媽談了很多次，討論我可不可以把主修改成英文，這樣就不用去了。但我實在麻木得沒有心思去處理，也提不起勁兒去問些必要的問題。為了當上助教得做的所有事我都沒做，所以最後只能接受這個看來最省力的選項，前往法國卡昂（Caen）的語言學校。

我開車到樸茨茅斯（Portsmouth），搭午夜渡輪前往卡昂。珍建議我嘗試寫些東西，所以我在渡輪禮品店買了一本巴黎鐵塔為封面的筆記本，坐在吧檯邊一面喝著小瓶紅酒，一邊盯著筆記本，找不到想說的話。我寫下我正在研究的法國作家的名字：莫里哀、拉辛、沙特、卡繆、阿波利奈爾、西蒙・波娃。紫色墨水印在白紙上看起來賞心悅目。除了這些已逝的法國男人和一個法國女人，我擠不出任何文字。

我在卡昂的一間小旅社度過在法國的第一晚，在每日菜單上選了一份餐點，牛排佐洋牛蒡——某種我從未看過的黃色蔬菜——以及半杯紅酒。我吃得慢，喝得快，想到馬修永遠不可能在法國餐廳裡獨自用餐。我想知道如果車禍從未發生，如果我強迫他跟我一起搭便車回家，如果他沒有受傷的話，我們大家都會做些什麼。我無法想像那樣的我是什麼模樣。是否有一個平行世界的我沒有受到愛和痛苦的摧殘，能夠單純享受陌生的蔬菜和體驗嗎？

我在濱海庫爾瑟萊（Courseulles sur Mer）找到一間公寓套房。庫爾瑟萊是沿著當初諾曼第登陸的其中一個海灘周邊建起的海濱小鎮，曾經被加拿大軍隊占領。許多街道名稱都與戰爭有關：六月六日街（rue du 6 juin）、戰士大道（avenue de la Combattante）、自由大道（avenue de la Liberation）。我的小套房是一棟位於加拿大街（rue des Canadiens）上的三層樓公寓——有一個房間，附有沙發床、小陽台、兩個爐口的小廚房、水槽和冰箱，以及一間浴室，附有小浴缸和坐浴桶。我拿坐浴桶來洗內衣褲，因為我害怕自助洗衣店。垃圾丟進垃圾道裡，有個小斜道把垃圾送到地下室。有次我喝醉了，不小心把房間鑰匙丟進去，不得不到地下室翻找，最後發現鑰匙擱在其他人的垃圾上面。我最喜歡的東西是公寓大門旁一格一格的信箱，把名字寫在我自己的小信箱上時，有種長大的喜悅。

語言學校是個有趣的大雜燴，聚集了世界各國的人。我們的老師是個身材嬌小、打扮入時的傢伙，總是提著一個小手袋，喜歡談論狄更斯，尤其是《馬丁·翟述偉》（*Martin Chuzzlewit*）這部作品。放學後，我們會坐在學生餐廳玩牌，喝販賣機只賣兩塊法郎的超濃咖啡。我們主要用法語彼此溝通，因為這是大家的共同語言。我在法國與德國、日本、俄國朋友玩牌，隱約能感覺到一股喜悅。我們好奇詢問彼此的生活，但我提不起勇氣用法語解釋馬修的情況——我連用英語都已經很困難了。所以我學會用法語表達我是獨生女的說法，遇到兄弟姊妹的問題時撒謊說：「Je suis fille unique（我是獨生女）。」

大多數的人是學生，但有些是法國人的伴侶，想增進自己的語言能力。

「法國就是這副德行。」一個美國同學小口吃著午餐說。「妳愛上一個男人，跟他回到他的國家，然後才發現他的同胞在逼妳吃下的每樣東西上都塗了該死的美乃滋。」

有個幾乎不會說法語的英國男人告訴我們，他的法國女友完全不懂英語。

「可是我們之間存在的不只是性。」他說。

「嗯，」他離開時，另一個英國學生說，「他們可能常常下棋吧。」

我被一個名叫瑞安的威爾斯女生吸引。她喜歡穿著輕薄飄逸的衣服和長圍巾，一雙黑色大眼睛在白皙的臉蛋上甚是醒目。她是浸信會教友，滴酒不沾。另一個浸信會教友則滔滔不絕地說他們是「上帝的第一線」，和「耶穌超屌」，這類的話。她有個同是浸信會的法國男友，兩人是在教堂認識的。她說了很多她有多想和他上床的事，說他們倆都忍得很辛苦。有一次他來找她，她很自豪地把他介紹給每個人。他又高又瘦，有個大鼻子，很難不去想像他們一起忍耐性慾的畫面。

每天傍晚在回家的路上，我都會去一趟冠軍超市，位於庫爾瑟萊郊區的大型超市。那裡有很多很棒的玩意兒。巨大的水缸裡潛伏著一隻隻的龍蝦，現成的開胃冷盤整齊地排在櫃檯後方。我會看上好一陣子。蟹肉慕斯上放了一截嬌小的蘆筍頭，俄式煎餅上加了煙燻鮭魚和少許魚子醬。有時候我會想像它們嚐起來的滋味，卻從沒買過，看起來有點高級。我每次都會轉身離開那彷彿另一個世界的食物，轉而買了麵包、起司和番茄，但仍是一頓美食。長棍麵包外酥內軟。我買了布里起司、卡蒙貝爾起司和一種氣味辛辣、叫龐特伊維克（Pont L’Eveque）的方形起司。我喜歡番茄的鮮紅色澤。把多汁的橘紅番茄切片後，隨意放在水芹旁邊，就是全天下最好吃的英式沙拉。當然酒也是不可或缺，我的手推車裡放滿了酒。我會邊吃邊配上幾罐啤酒，然後再開一瓶紅酒。大多數的夜裡，我會開上第二瓶。

我花了很多時間在卡昂的二戰公墓和名為和平博物館（La Musee pour la Paix）的戰爭博物館，在那裡的圖書館研究法國抵抗運動（French Resistance）⑨的專題論文，反覆思考如果我們活在死亡和殘廢成了常態的戰亂時期，我是否能夠比較冷靜地面對馬修的情況。如果我們正在進行某種祕密的抗爭行動時，他在我面前被射殺了，我會不會撲身為他擋子彈？還是我會躲進人群中企圖活下來？我在圖書館遇見一個奧斯威辛集中營的倖存者，人很好，對我的研究有興趣，喜歡用英文跟我說他的人生經歷。他告訴我他在立陶宛出生，在法國做粉刷匠的時候遭到驅逐出境。他把自己死裡逃生的原因歸功於他學習語言的速度很快，這表示他可以和集中營的衛兵談天說笑。

我常常夢見馬修。有時候他的病情好轉很多，但會有某種改變，要不變得非常小，要不只有一條腿。我在夢裡不斷向他保證一切都會沒事的。其他時候他會變成復古色調，好像我在圖書館的照片裡看見的那些年輕猶太人。在夢裡我必須警告他有危

⑨第二次世界大戰期間為抵抗納粹德國對法國的占領和希特勒政權的統治而組織的抵抗運動。

險正在步步逼近，但他不願意聽我說。

週末我會去瑞安住的寄宿家庭接她，然後一起去觀光。我們站在聖米歇爾山（Mont-Saint-Michel）的城牆上時，想起有一次參加學校舉辦的法國交流團和馬修來過這裡，當時我喝太多伏特加，馬修情緒很低落。我昏過去前最後看見的就是他哭泣的臉。感覺彷彿上輩子的事了。我無法想像馬修曾為了我哭，因為現在總是我為了他哭。

我們站在高塔上俯視下方的岩石。我好奇中世紀那些失戀的僧侶是否曾經從這裡跳下去。

觀光結束後，我會把瑞安載回家，然後先去超市一趟，再回家喝個爛醉。我無法一個人獨處，滿腦子想的都是我那支離破碎的可憐弟弟。我無法關上燈。我會一直喝到醉倒為止，或看書看到睡著，書本仍在手裡。我就像抱著安全毯的孩子緊緊捧著書本不放。夜裡我會在沙發上醒來——我很少花力氣爬回床上——邊抽菸邊看ＢＢＣ的國際頻道。我好傷心。我不知道我的傷心是單純因為馬修的遭遇，還是因為我很生氣。

度過孤獨的三個月後，聖誕節到了，我終於可以回家。這三個月以來，我經常寄信回家，讓別人大聲唸給馬修聽，聽我過得有多開心。瑞安沿路陪著我，一直把車開到離她爸爸來接她回家不遠的加油站才下車。她不會回法國了，但學期剩下的日子她要去俄羅斯。我會想她的。她給我一盒粉蠟筆和畫畫本作為餞別禮物。

我開上Ｍ１高速公路，朝北行駛，第一個快到家的徵兆是附近發電廠冒出的陣陣濃煙：德拉克斯（Drax）、費里布里奇（Ferrybridge）和愛克勃羅（Eggborough）。

下了交流道，開上通往斯內斯的蜿蜒道路時，天色已晚。我經過彩虹俱樂部，經過馬修發生車禍的地點，經過他以前的學校，開進鎮裡，再經過教堂和圖書館。我突然覺得緊張，在附近繞了好幾圈，看著酒館和家家戶戶的耶誕節燈飾。

我把車停進車庫，鼓起勇氣迎著約克郡的寒風，拿出後車箱的行李。我替在酒館工作和照顧馬修的所有人買了禮物。紅酒、蘋果白蘭地、罐裝的白酒燉牛肚。水果塔外觀有點亂亂的，卡門貝爾起司在經過一段長途車程後，散發出一點難聞的氣味。

我走進平房時，馬修被撐坐在沙發上，枕頭塞在痙攣的手臂底下，一個幫忙照顧他的人正在按摩他的雙腳，畫面有種在《聖經》裡出現過的感覺。那一刻，我明白我們在受傷的救世主周圍打造了一個瘋狂的世界。我不認為這應該繼續下去。我不認為馬修應該繼續下去。

我心想：「他毀了，這一切都毀了。」

我坐在馬修旁邊，看著他的眼睛，那可怕的空白。沒有火花，沒有徵兆顯示他明白周遭正在發生的一切。我牽起他的手，騙他法國有多好玩、多開心，但我知道跟他說話已經沒有任何意義。他走了。現在的我從來沒有如此確定，如果他在車禍當晚就死了，對他、對任何人都會比較好。

# 開心點，親愛的

這是個陰冷的聖誕節，我把我對馬修的看法偷偷藏在心底，彷彿那是個可恥的祕密。最開心的時刻是我在節禮日上玩了叫Barmy的骨牌遊戲，贏了五十英鎊。最低落的時刻是媽在洗澡床上幫馬修洗澡時，我和她說話的那天。我低頭看她幫馬修沖洗時，注意到他出現輕微的勃起。我見過這種情況。過去我們都以為這是一種好徵兆，代表他的大腦正在活動。現在，想起有次馬修和他女友的保險套不小心破了，他們去醫生那裡拿事後藥的事情，再回頭看他現在癱瘓的身體有任何殘留的性衝動的話，似乎非常悲慘。那天晚上，我夢見爸媽死了，照顧馬修變成我的責任。夢裡，我不知如何操作移位機，結果把他摔在浴室地板上。

一月七號，我乘坐午夜渡輪回法國，睡在躺椅上，在我二十二歲生日醒來。我沿著海岸開車到庫爾瑟萊，一路上重複播放棒客樂團的那首〈美國人的身體〉（The Body of An American）。我的小公寓冷得不得了。我拆開爸媽送的生日禮物。是兩件毛衣：一件藍色，一件棕色。我本想是不是應該做點什麼事，然後才發現瑞安不在了，我在法國沒有半個人的電話，於是又想是不是應該帶自己到海邊一家餐廳吃飯。

屋內沒有熱水，但穿著衣服在渡輪上睡了一晚後，我覺得渾身髒兮兮的。我決定用淺鍋煮水來泡個澡，但時間耗太久，我潑了些水在手上後便作罷。伸手在冷水底下沖了幾分鐘後，我打開ＢＢＣ國際頻道，拿著一瓶紅酒躲進羽絨被裡，邊抽菸邊看書。我最近很起勁看著書名叫《夏日單車》（*La Bicyclette Bleue*）的三部曲，故事發生在第二次世界大戰期間的法國酒莊，基本上就是亂世佳人的情節。我讀了一遍又一遍。

我渾渾噩噩地度過了一月和二月，偶爾出門上些課。我會花上幾個小時考慮要不要離開公寓，但只有在需要買酒喝的時候，才真正有出門的動力。我越來越討厭每年的這段時間，首先是聖誕節，然後是我的生日，過來是馬修的生日。我討厭車禍把這些本是快樂的時刻變得比平常更悲慘。馬修二十一歲生日那天，我甚至無法鼓起勇氣打電話回家，裝模作樣地叫爸媽把話筒湊到馬修旁邊，好讓我可以和他說話。我倒是寄了一張畫給他：我用瑞安的粉蠟筆畫下從我家小陽台看出去的屋頂景色。畫得不是很好。

我開始找到語言表達想法。我買了橘色的方格筆記本，用紫色墨水草草書寫起來。我寫下對法國的觀察，開始撰寫小說。女主角有點像我，但比較瘦，也漂亮得多，一頭淺金色的秀髮。她的雙胞胎弟弟成了植物人，而她正努力適應如何在沒有他的世界活下去。她的名字叫烏蘇拉，弟弟叫丹尼，這些是爸媽曾經考慮要幫我們取的名字。烏蘇拉是因為媽懷孕的時候正在讀《戀愛中的女人》這本書，丹尼則是因為爸喜歡〈丹尼男孩〉這首歌。我不知道為什麼我把他們寫成一對雙胞胎，可能我喜歡彷彿和馬修住在同個子宮，不只是一起坐在後座的感覺。

聖派翠克節那天我打電話回家。爸正在為整座酒館煮一鍋愛爾蘭燉菜，樂隊也才剛到。我好想待在那裡，讓熱情和喧囂圍繞，在啤酒泡沫上畫幸運草、愛心和客人的名字字首。我到冠軍超市買了一瓶威士忌喝個精光，放上棒客樂團的音樂，抽著法國菸。

天氣漸漸回暖。有一天，我正在冠軍超市的停車場，把買好的東西放進後車箱時，幾個英國男生看見我的車牌，跑過來閒聊。我已經準備好要交朋友了。他們時髦又活潑，其中一個叫查理的就住在附近。另外兩個男生都叫西蒙，大西蒙和小西蒙，但即使是小西蒙身高也超過一百八。他們把我逗得很開心。我和他們一起喝啤酒，聽著他們女朋友的故事傻笑，在海灘上玩飛盤。**我耶！**我心想，**我在海灘上玩飛盤**。我和他們在城裡閒逛，在共和廣場的草地上坐著，或在酒館裡喝啤酒，然後到兩個西蒙的公寓過夜。

我和查理經常一起開車進城出城，聽著播放英文歌和法文歌的廣播節目。我們喜歡一個叫法蘭西・凱布洛（Francis Cabrel）的歌手，他有首饒舌歌一半是英文一半是法文，我們覺得很有意思。其中一句歌詞是這樣的：「人生就像該死的賤人，一眨眼就死了——voilà。」我們最常聽的歌是艾德・溫柯林斯（Edwyn Collins）的〈像妳這樣的女孩〉（A Girl Like You）。

我喜歡查理，也喜歡坐著他的紅色福斯到處兜風。我們第一次一起喝醉的時候，我把馬修的事告訴了他。我在他懷裡放聲大哭。附近有座城鎮叫馬修，有天我們開車經過時，查理跟我說他一個叫馬修的朋友打算偷一塊路牌回家。我正在吃櫻桃，邊吃邊把櫻桃核往窗外吐。

「我們可以偷一個給妳，」他微笑對我說，「妳可以帶一個回家送妳弟。」他的提議讓我很感動。查理完全就是馬修會交的那種朋友。我恨不得馬修也在這裡，在海灘上玩飛盤，朝車窗吐櫻桃核，偷走他自己的路牌。

這天是諾曼第登陸的五十週年，到處都是慶祝活動。每間咖啡廳都擺出「歡迎光臨」的招牌，不過裡頭的員工看起來既不表示歡迎，也沒有任何感激之情。看著年長的美國人努力用英文對冷漠的服務生大聲描述他們戰時的經歷，企圖產生共鳴，有種苦樂參半的感覺。

快離開法國的一個星期六，我們在海灘上喝酒度過一天。我答應和那些男生一起去玩高空彈跳，想也沒想過自己到底行不行。

隔天早上，他們來接我。我聽見停車場傳來的喇叭聲，低頭看見查理從車窗探出頭來。

「走吧！一塊兒從橋上跳下去吧！」

大西蒙坐在副駕駛座，我和小西蒙一起坐在後座。

查理一路開到目的地。他們一直說我最好把T恤塞進褲子，說常常有女生露出胸部上下顛倒掛在那裡。

我們抵達蘇勒維爾吊橋（Viaduc de la Souleuvre）。那裡的景色美極了：山谷上的一座廢棄橋墩，底下有河水流過。我們排隊，付錢，量體重。工作人員把我們的體重寫在手上讓我很難為情。六十九公斤。現在的我不在意這個數字，但那時候我覺得自己很胖。

接下來，我們一邊看著別人跳，一邊開始漫長的等待。有些人自信地跳到空中，有些人閉著眼睛，勉強從橋邊落下。沒有半個女生。我看見三個男的到橋邊後，最後還是沒辦法跳下去。我知道如果以前的馬修在這裡，一定會活力十足地往下跳。陽光燦爛，我開始覺得自豪、大膽，甚至狂妄。我跟男生說我要第一個跳，把T恤塞進牛仔褲。工作人員把帶子綁在我的馬汀靴上，然後扶著拖著腳的我來到橋上，因為我的腳被綁住不能走了。

起跳點有一個攝影機。我朝鏡頭揮揮手，興奮地等著墜落。

跳完後，我坐在橋下的河岸上，看著其他男生一個個跳下來。我覺得充滿生氣。我們沿著山谷的陡峭階梯爬回橋上領取紀念T恤，一塊兒穿上，然後坐在酒館裡一邊喝酒一邊看我們高空彈跳的影片。我喜歡我衝著鏡頭大笑的模樣，看起來自由自在，無拘無束。

我們開回卡昂的路上經過一個露天遊樂場。我們坐了不少恐怖的遊樂設施，高空彈跳幾乎成了雕蟲小技。我們的腎上腺素飆高。我覺得自己像個有許多朋友的正常年輕人。

那天晚上，我打電話回家。

「爸，我去玩高空彈跳，超刺激的。」

「妳去玩那個幹什麼？」他隔著一個國家的聲音在我耳邊說。「我已經有一個大腦癱瘓的孩子，我不想要再來一個。」

這句話把我拉回現實。

「開心點，親愛的。事情不一定會發生。」

我正在威斯特拉姆的渡輪碼頭，在橘色筆記本上寫字。就在這時，有個貨車司機在我的桌邊停下來說話。我沒聽清楚他的話。

「不好意思，你說什麼？」

「開心點，事情不一定會發生。」

我盯著他看。不一定會發生？但就是發生了啊。

他做了一個鬼臉，走掉了。我坐在桌前不停發抖。

我要面對的問題難道還不夠多嗎？為什麼還得忍受那種莫名其妙的事？我把他的臉畫進筆記本裡，描繪他那雜亂的小鬍子，歪斜的牙齒，努力讓自己冷靜下來。我正在埋頭寫我的小說，現在有書名了，叫《倖存者俱樂部》。在法國待了一年後，烏蘇拉決定不回英國的家。她在歐洲找工作，從大學退學。她意識到如果要生存下去，就必須和她的家庭切割。

我沒打算這樣做。我不想回家，卻還是不斷回去。我不想看見馬修在他特別的小房子裡維持生命，我想要那個去高空彈跳的馬修。我從未接受查理的提議，請他幫我偷路牌。我看不出有任何意義。

我上了渡輪，在窗邊坐下來抽菸，覺得自己散成了碎片。我望著諾曼第陽光下那古色古香的碼頭，心想如果老爸在這裡，一定會興致高昂地注意岸邊的所有活動，看著那些人忙著備船，心想我們這一家子變得那麼容易擔心受怕是多恐怖的事，等不到綠燈連馬路都不敢過。所有的活力和快樂都因為馬修的意外而離開我們，現在又因為讓他活下去而把僅存的那一點點都榨乾了。我們對他的愛出了大問題。要是我們愛他少一點，別那麼努力讓他活下去會不會比較好？如果我們別再讓醫生治療他，他一定可以去到更好的地方，如果這一切都可以為了他宣告終結。

眼淚滑落我的臉頰。我不知道該怎麼把這些想法對爸媽說，但我知道我一定要找到方法。

啟航時，我看見一個人走到碼頭的盡頭，變成一隻鴿子飛走了。

我搖搖頭。**我最近看太多那些瘋狂法國小說家的故事了**，我心想。**要不是我剛剛恍神出現超現實主義的片刻，就是我已經完全瘋了。**

# 斯內斯療養院

最後，事情沒有想像中的那麼難。我回到家時，媽的模樣變得很可怕，消瘦又憔悴。我離開那年是她四十歲生日。她一向看起來年輕漂亮，現在卻變得疲憊蒼老。爸變胖了。雖然他一直看起來高大健壯，但現在開始看起來胖了。當然，馬修看起來就和往常一樣。

「哈囉，老兄，Bonjour mon vieux（早安，親愛的）。」我說。

我覺得我有義務為其他人演個戲。我在他旁邊坐下，握著他的手。什麼也沒有，沒有一丁點反應。我對這可憐的生物湧起澎湃的同情心，這個像人的空殼。我不相信有人願意像這樣生活——但我想，至少他不知道他像這樣在生活。這個東西，這個實體，和我們的馬修沒有半點關聯。我望著他空洞的雙眼，不再期望看見靈魂的跡象，倒希望沒有靈魂在裡頭受苦。

「媽看起來糟透了。」我們一起出去喝杯酒時，我對爸說。「我覺得她快撐不下去了。」

「我們不知道怎麼辦。已經沒有別的辦法可試了。我們被困住了。」爸說。

「一定有辦法的，」我說，「我們去和她談一談。」

隔天，我們帶墨菲到河邊，促膝長談了一番。我們不能在家談，因為馬修和所有為了照顧他而進進出出的人的關係。待在法國給了我旁觀者該有的距離，我可以看見平房就像一間給一個人住的醫院，每件事都圍繞在照顧馬修的基準點上。這裡有寫著各種用藥時間和劑量等注意事項的布告欄，以及記錄體溫的表格，脈搏和呼吸也釘在上面，放有斜面桌子的物理治療室，楔形墊和氧氣筒。櫥櫃上擺滿安素、床單、毛巾、直腸塞劑、抗癲癇藥、尿袋。爸媽的生活不是第一優先考量。他們沒有隱私——他們和馬修睡在同個臥房——除了是馬修治療團隊裡的一員外，也沒有什麼身分。也許一度有進步的希望時，家中其他人做出極大讓步感覺是一件正確的好事，現在卻似乎有悖常情。我覺得我們三人彷彿坐在馬修火葬時要用的柴堆上，拒絕離開。

「媽，這樣下去是行不通的。」我們看著墨菲游泳追木棍時，我開口說。

「我明白這樣很瘋狂。」她說，「我明白他不知道他在哪裡，也不知道我們是誰，但我們能怎麼辦？我們見過醫院病房的那些病人，只有在訪客來的時候才有人更換濕掉或骯髒的床單。不管馬修有沒有意識，我們都不能這樣對他。」

我們去找診所的家庭醫生商量。他在古爾醫院安排了一週的臨時看護，讓我們有時間討論出一個計畫。雖然當初從里茲出院時，斯肯索普或古爾醫院曾經願意提供我們一張病床，但現在也已經失去機會。所以我們拜訪了附近的各個療養院，但所有員工似乎都不知道有像馬修這樣完全沒有反應的病人存在。

「喔，你們可以安心把他留在這裡。」一個活潑的護理師說，「只要把他的信號告訴我們就行了。他表達是或不是的方法，這樣我們就可以完全按照你們的做法去照顧。」

我心裡想，如果他有能力表達是或不是，我們就不會在這裡了。然後我們就連忙離開了那裡。

我們在我們的小鎮裡找到了理想的解決辦法，一間名叫斯內斯會所的小型療養院，經營者是一個認識我們也知道故事來龍去脈的善良家族。我們希望每天有我們自己的看護過來幫他洗澡，這樣我們就能確定如果療養院太忙的時候他不會被忽略。

「沒有這個必要，」馬克安諾先生用輕柔的愛爾蘭腔說，「我們會妥善照顧他。但如果那樣做對你們有幫助，我們也沒有意見。」

車禍五年後的八月，馬修搬進了斯內斯會館。一直在平房幫忙照顧馬修的蘇很樂意每天去會館幫他洗澡。媽每個星期天都會過去，陪他坐坐一兩個鐘頭，唸報紙給他聽。我第一次陪她去時，發現在那裡看到他反而更傷心。雖然我知道這是最好的解決辦法，雖然會館的環境非常舒適，雖然我知道馬修沒有意識，但想到他一個人待在那裡我就覺得無比內疚。

下個星期天，我決定再去一次，媽問我是否確定我真的想去。

「妳知道妳不是非去不可。」

「那我就不去了。」

我很感激不必再去那裡。現在既然我覺得馬修死了對他比較好，就不知道如何與他的身體相處。

有一天，我在吧檯後面工作時，有個年輕人問我是不是凱西。他說他認識我弟弟。

「喔，」我說，很驚訝自己不認識他，「你想必是他很久以前的朋友。」

「不，」他說，「我是會館的看護助理。我在那裡照顧他。」

我覺得有點不舒服。他對著我微笑，顯然只是想交個朋友，但我感覺被侵犯了。

你明知道我沒有去看他，我想說，但沒有說出口。那你憑什麼覺得我在吧檯後面會想關心他的狀況？

我盡可能把馬修放得遠遠的不去想他。看書很有用，喝酒也很有用。我暑假留在酒館打工，逮到機會就喝酒。我們經常在法定營業時間結束後，關上門繼續喝，和幾個信任的客人在深夜多喝幾杯，沒人需要付錢，我們就當作請人到家裡作客。爸媽會去睡覺，我會繼續熬夜喝酒聊天說話。我們會關掉酒館所有的燈，只留下吧檯邊的燈，然後發明自製調酒，喝上好幾輪的吉寶蜂蜜威士忌，看誰頂得住健力士啤酒的威力。這一年暑假我訓練自己愛上金巴利香甜酒，學會用牙齒開啤酒。我只需要保持清醒，有辦法鎖門並設定防盜警報器就行了。

英式搖滾開始流行，整個夏天都是果漿樂團（Pulp）的那首〈普通人〉（Common People）從點唱機一次又一次傳來的聲音。我和爸媽覺得輕鬆許多，不必安排別人照顧馬修就可以一起出門好幾天，回到平房時也不必面對他空洞的眼神。

八月底的一個大晴天，我們去了約克郡。我們吃了一頓長長的午餐，後來媽去逛街，我和爸在河邊的國王頭酒館外喝一杯。我們喜歡這間酒館，招牌有查理三世的照片，內側有刻度顯示每次淹大水的水位，每隔幾年就會發生一次。

這裡有種嘉年華的氣氛，裸著上半身的男人一個個坐在河邊的橋上。「再過一陣子，他們就會開始往下跳了。」爸說。隔壁桌有一群從英格蘭東北邊來的小伙子。他們因為比賽輸光了錢，為了籌錢回家表演吃活蜜蜂，一隻一英鎊。他們把蜜蜂困在空酒杯裡，拿了錢後，把蜜蜂放進嘴巴裡。等他們籌了足夠的錢，就散步走到火車站。

在一片歡樂的氣氛當中，我和爸正在深談。我們都覺得自從馬修進了療養院後，我們的生活品質變好了，但對他而言仍沒有改變。他會想要待在一間都是老人的房子裡，不能說話，不能動，也不能表達意見嗎？他會希望自己的食物打進胃裡，口水被人擦掉，尿收集在袋子裡，大便靠栓劑控制嗎？我們都同意如果他死了對他比較好。東尼・布蘭德的案例提醒我們眼前有一條合法道路。不必用枕頭悶住他的頭，不必服用過量的藥物。

媽逛完街回來，在我們旁邊坐下。

「我們在聊東尼・布蘭德的事。」我說。

她立刻皺起眉頭。「我還沒準備好。」她說，「讓我先習慣療養院的生活，我還沒準備好談其他事。」

我們答應除非她主動提起，否則不再說這件事。

我們收拾東西準備離開時，我看見隔壁桌的夫妻一直盯著我們看。我這才恍然發現，我們聽起來大概像在計畫一場謀殺。

# 成為原告

我回到里茲準備完成最後一年的大學生活，自從車禍發生後，這是我第一次覺得心理的負擔沒那麼重了。我和蘇菲一起搬到戴夫街（Delph Lane），到學校只需要步行十分鐘的一條漂亮小路上。街上有間叫奈菲斯（Neffees）的美味咖哩店，我們經常去那裡吃飯。我會點一份羔羊肉餅，吃一半，然後把剩下一半打包帶走，留著第二天早餐吃。

蘇菲很想把我介紹給她的朋友約翰。他們剛剛一起在莫斯科待了一年。

「妳一定會很喜歡他，」她說，「他的個性跟妳很像。」

他找房子沒有著落，所以我們邀請他在找到房子前，可以先睡在我們家的沙發上。他有很多俄國的精彩故事——大蟑螂，買食物有多困難，他和俄羅斯國會議員一起四處旅行，在射擊場學習射擊。

「文化衝擊肯定很大吧，」我說，「比我在諾曼第那幾個月要刺激多了。」

「那是因為我頂著一頭亂髮而且很有趣，」他說，「妳應該和我一起墜入愛河。」

我們開始交往，但我知道如果我想讓他真正了解我，就得把馬修的事告訴他。我猶豫了好久。我很享受當普通人的感覺，不希望這段美好的新戀情因此蒙上一層黑影。然而有天夜裡，我們在餐桌邊喝了幾杯酒後，我說我有事得向他坦白。

「喔，天啊。」他說。「我就知道妳太完美了，不可能是真的。妳有『那件事』對不對？」

「什麼？」

「我交往過的每個女孩都有一些差勁的祕密，駭人聽聞的鬧劇之類的。說吧，妳的是什麼？」

那一刻，我恨死他了。「給我滾開。」我說。

「不，繼續說。告訴我——乾脆點說出來，我們也好結束。我知道妳一直很想跟我說些什麼。」

我盯著他。我希望他離開。

「是什麼事？妳的法語老師有點太喜歡妳？妳還沒對妳父母的離婚釋懷？是不是妳有個好朋友跟妳上床後，就再也沒有跟妳說話？」

「好吧，」我說，「我弟弟十六歲的時候被一輛車撞倒。當時的我十七歲。他從此陷入持續性植物狀態，意思是除了醒來和睡著，什麼也沒有。他的大腦完全搞砸了。我和我爸希望他死，正在考慮向法院申請安樂死，但我媽說她還沒準備好。這就是我的事。」

我開始嚎啕大哭。「我以前好愛他，現在也好愛他。這就是我的事。」

「他媽的。對不起，真的很對不起。快過來。」他說。

我們喝醉了，我哭了一整晚。從那次起，我和約翰變得形影不離。

爸媽打從一開始就喜歡約翰，他很輕鬆就融入酒館的生活，大部分週末都跟我一起回家。

我們帶他到古爾的一間男子俱樂部，那天是飛鏢決賽之夜。後來有個年輕選手露出屁股羞辱對手，把主持人惹毛了，朝他臉上揍了一拳，整場比賽演變成拳頭相向的鬥毆。

「又是另一種文化衝擊，不是嗎？」我對約翰說。他嚇得瞠目結舌，但仍努力保持冷靜。

我在他的圈子表現得不太好。我習慣把所有成年人都當成是酒館的客人，這在很多人身上並不適用。我不知道如何做一個乖乖牌中產階級的女朋友。在切斯特高爾夫俱樂部的晚宴，我隔壁的男人用高雅的談吐問我有沒有打高爾夫球。

「沒有。」

「妳打橋牌嗎？」

「沒有。」

當下出現一陣漫長的沉默，為了打破沉默，我告訴他我玩飛鏢。

「真特別。」他說。後來整場晚宴，他都面向另一邊吃飯。

過去一年來，爸媽經常來里茲。我時常帶約翰或蘇菲陪他們吃午飯，一起聊天說笑。

有一天，媽希望我單獨前來，好談談馬修的事。我去火車站接他們，走到市中心的一家中國餐廳珍寶。餐廳裡沒有窗戶，我很喜歡這樣。冬天時，我們會在白天進去，幾個小時出來後，意外發現已經是黑夜。

「我這陣子想了很多，」媽說，「我很感激你們倆願意給我時間。現在我知道讓馬修以這樣的狀態活在世上是不對的。我們要勇敢，並採取行動。這是我們的責任。」

這番話感覺是很重大的一步，我們接著討論下一步該怎麼做。

「我一想到還是無法接受。」我說，「我明白為什麼是以移除治療而不是用藥干預的方式，但感覺好殘忍，一點兒也不人道。」

我們達成了共識。我們相信馬修死了對他才是最好的，但我們仍然希望他的生命能自然結束。療養院的工作人員明白我們的意願，今後不會使用抗生素治療任何感染。時間一天天過去，儘管有幾次發病，馬修卻都倖存下來。我們陷入了僵局。

一九九六年夏天，我畢業了。我們在平房舉行了派對慶祝。派對上有許多香檳，一個飛鏢隊上的太太平常只喝健怡可樂，這天醉得撞上落地窗。她沒有受傷，所有人都哄堂大笑，然後繼續放鬆狂歡。

那天傍晚，我和我最喜歡的一個客人坐在外頭的長椅上。他有點愛鬧事。「妳有很棒的父母。」他說，「如果我有像妳這樣的父母，說不定人生會有所成就。」

我知道我很幸運。從那次起，我決定專注在這份好運上，計算我的福氣，花少一點的時間為馬修心碎。但這並不容易。

畢業後，我開始在酒館做全職工作。這本來只是暫時的——約翰已經搬到倫敦，我也準備要去找他——但我突然生病了。醫生說我有大腸激躁症。這種病既痛苦又尷尬，每次發病時哪裡都不能去，必須隨時待在廁所附近。

有天晚上，我阻止了某個正在交易毒品的人後，發生了恐怖的事。他趁著酒館打烊前跑回來，威脅砸爛所有的窗戶，並警告我小心點，他會找辦法叫我痛不欲生。我以為我早習慣酒館的黑暗面，但那些爭吵和威脅讓我飽受折磨。隔天在平房把這件事告訴爸媽時，我開始發抖。不久，我開始喘不過氣，全身抽搐——我失去控制，簡直要嚇壞了。爸媽雖然擔心，但很冷靜。他們不願意見到我受苦，但是照顧馬修教會他們如何應對任何事——相較之下，這沒什麼大不了的。

狀況平息下來後，我在平房的沙發上睡了幾個小時。媽叫我去預約看診，醫生幫我做了一些檢查。後來每次我只要沮喪或害怕時就會發作。所有人似乎都找不出原因。我在電話裡把這件事告訴蘇菲，她問她爸爸怎麼想。他說這聽起來像是心理作用所引起的，我可能是恐慌症發作，而缺氧讓我全身發抖。

我很難接受我會這樣對待自己，但聽起來很合理。媽建議我回去看看珍，我也同意了。我每個星期都去，持續了幾個月。恐慌症發作的頻率減少很多，我大多可以靠珍教我的呼吸技巧來阻止症狀發作。她認為我的腸躁症也是心理引起的。她推測我對搬到倫敦、拋棄家人的計畫感到內疚，所以我的身心密謀讓我生病，好把我留在家裡。

我和珍談了很多我該如何面對我希望馬修死去的事實，那真的很不容易。我知道對他而言，這樣做是最好的，但也是為了我自己。我希望我能不用一直為他擔心，這讓我感到無比內疚。

一天晚上，卡蘿正在替飛鏢隊挑人的時候，她說：「科拉可能沒辦法來。就算她來了，也沒心情玩。她今天早上剛替自己的哥哥下葬。」

科拉是個優雅的女人，穿著絲綢白襯衫，總是喝半杯加了檸檬的啤酒。我想像她手裡拿著鏟子站在土堆上，忍不住笑了起來。所有人都在看我。

「對不起，」我說，「我在想拿著鏟子的科拉。」

大家還是一直盯著我看。

「你們懂的，拿鏟子埋葬。」我說。「我知道這不好笑。」我仍笑個不停。

「好吧。」卡蘿嘟著嘴說。她非常喜歡我，但我知道我這次太過火了。「要是她進來了，妳最好別笑。」

我冷靜下來。我們開始挑隊員，繼續晚上的活動。我不太記得細節了——我們不是以五比二擊敗黑獅隊，就是以六比一輸給了怪人隊——但我記得共有七場比賽。我們會說「好鏢」彼此加油打氣，如果對手得了低分，我們就會說「請隨意」或「儘管上」來鼓勵隊友乘勝追擊。我負責計分，站在計分板旁說：「好，這些走開，比賽開始。」然後大喊總分，在電子計分器上加加減減。我們舉辦了摸彩，把三明治分給大家。本來應該可以吃牛肉醃派的，那是曾經在我的畢業派對上撞上落地窗那名隊友的拿手菜。我肯定喝很多——淡啤酒、健力士啤酒，或莫斯科騾子雞尾酒（Moscow mules）。我肯定也抽了很多菸，我說不定也贏了比賽，因為我每次都贏。雖然我記得的不多，但我確實記得我的笑聲帶著對科拉的嫉妒。那一刻我才明白我有多渴望埋葬自己的弟弟。

約翰在新興市場擔任招聘顧問，目前住在倫敦的羅瑟希德（Rotherhithe），要不是他週末的時候飛上來，就是我在星期三結束酒館的工作時，趁著大半夜出發飛下去看他。這樣的一天夜裡，我在進倫敦時迷了路，最後跑到倫敦郊外的伊斯特漢姆

（East Ham）。後來，約翰幫我買了我的第一支手機，合約為期十二個月，他說這代表了他對我的感情承諾。我知道他正在考慮求婚。他真的很想要孩子，但我不確定，不過我說我大概可以想像我三十歲有孩子的模樣。

星期五，我和爸到里茲機場接約翰。他出差去了一趟中亞的哈薩克斯坦，剛剛飛回來，中間在法蘭克福和倫敦的希斯洛機場轉機。待在那裡的期間，他曾經受到哈薩克黑手黨人的威脅，旅途艱辛，於是開始在飛機上喝酒，我們決定繼續喝。

那天稍晚，他把我拉進後面的廚房，讓我坐在一個樂隊忘了帶走的黑色大音箱上。

「把菸放下。」他說。於是我把菸放在音箱上。他也把他的放在手機上。

他單膝跪下。

「妳願意嫁給我嗎？」

我不確定我是當老婆的料，但是我愛他。

「我當然願意。」

我的菸燒到音箱，他的菸也燒到了他的手機，空氣中頓時瀰漫著燃燒塑膠的味道。後來我們走進酒館把消息告訴大家，沒有人感到驚訝。

「我老早就看出來了，」卡蘿說，「你們是天造地設的一對。」爸媽很高興。爸希望我們馬上結婚，但我說只要馬修還活著，我想都不敢想。時間從一九九六年來到一九九七年，最後我們決定硬下心來，向法院提出申請。

除了少數幾個馬修的朋友外，我們幾乎沒有告訴任何人。他們都認為這是正確的做法。我們會說心事的那些人向來非常支持，但我們仍覺得必須保密。爸的家人全是天主教徒，怕他們因為原則問題而反對。媽害怕如果越來越多人知道，會有一群宗教示威人士帶著標語在家門外搭帳篷。我們知道這種情況曾發生在東尼・布蘭德身上，有個神父企圖阻止移除營養繼續下去。

我們不喜歡必須對所有人討論、解釋，甚至辯護的念頭，那些人可能只是來酒館撒泡尿，隨口問了一句，答案也懶得聽。我們不想成為眾人聊天的話題，無論是在我們的酒館或任何地方。多年來相信只要活著就有希望的我們，不想對那些沒有走過我們這段艱辛道路的人解釋為何我們改變了主意。

我們曾告訴麥肯羅先生如果法院接受我們的願望，我們打算把馬修從斯內斯療養院接回家，這樣他或療養院的員工就不必涉入其中。我們請他別告訴任何人。

已經有不少類似的案件在法院審理過，馬修的是第十四個，也是第一個由家事法庭而非衛生當局接受審理的案件。因為這是法庭案件，所以必須有原告和被告，所以從法律角度來說，是爸媽對馬修。這感覺很可怕。保護法院指派某人做馬修的代理人，以及來自「雙方」的醫生以評估他的狀況。媽媽不得不寫宣誓書。爸爸的寫作能力不是很強——他可以用混雜了大小寫字母的單字寫購物清單，但不太會使用標點符號，也不能將自己的想法轉化成書面文字。他的宣誓書僅僅說了他讀過他太太的宣誓書，並表示同意。

我不得不寫我的宣誓書。這是第一次也是唯一一次，我對老爸貧乏的文字能力出現嫉妒心。我應該善於寫作，但只是花了好久的時間盯著空白的頁面。我給自己加油打氣。只是寫些話而已，我心想。你只需要找到一些字——這並不是什麼難事。當然了，比起在龐特佛雷特打電話給媽，看見馬修癲癇發作，在基林貝克醫院目睹他的肺爆炸，想起他在斯內斯療養院那扭曲的身體和空洞的眼神，這絕對不算什麼。與希望一點一滴受到侵蝕相比，也絕對不算什麼。但就是很難。感覺不對。我從沒想過我必須寫下希望自己弟弟死去的工作。

不過，我做到了。在一九九七年的十二月，一切終於就定位，向法院申請用的正式文件也完成了。

## 瑪格麗特・安・米特恩的法庭宣誓書

宣誓於一九九七年十二月十八日

1

本人為文中被告之母親，以此宣誓書申請我們對文中被告，我們的兒子馬修・米特恩合法移除所有維生治療和相關醫療支持措施的許可。

2

馬修出生於一九七四年二月十七日的星期天下午。在我們夫妻倆計畫下懷胎，整個孕期都很順利，出生時體重三千五百克。我丈夫凱文，也就是馬修的父親一同參與了他的出生。至今他仍說馬修的出生是他這輩子最棒的經歷。我們的女兒凱西於十三個月前誕生時，他由於工作的緣故無法到場。

3

馬修是個快樂的嬰兒，自幼就明顯看出他非常聰明伶俐。他四歲就靠自己學會看時間，對周遭世界充滿疑問。他條理分明，理解力強。

4

他念小學時在同儕之間相當受歡迎，課業優秀，熱愛運動。他是學校足球隊隊長，在最後一次的運動會上獲得全場總冠軍的殊榮。上了國中也同樣過得很快樂。三年都沒有請假，選任為高級風紀幹部（Senior Perfect），最後一年榮獲校長獎的傑出成就獎，獲得九門GCSE的測驗成績，其中有七門拿A。

5

他閒暇的時候喜歡踢足球，從十歲起到車禍前一直待在同一支足球隊。他待在隊上的那段時間裡，曾經贏得年度最高得分球員、年度經理人球員，以及觀眾票選的年度球員。他也很疼愛他的寵物，經常很有耐心地花上幾個鐘頭訓練他的狗耍把戲。

6

馬修對理財也很有一套。他用個人儲蓄買了一些英國天然氣公司的股票。我們在一九八九年買下酒館時，馬修賣掉了一部分的股票，資助了一千英鎊，隨後成為酒館裡的得力助手，上學前幫忙做酒窖的活兒，傍晚和週末也會到酒館幫忙。他受到客人們的歡迎，手邊隨時有笑話或精彩的故事可說。

7 馬修沒有特別偏好的職業，但他計畫在第六級學院攻讀數學、物理和化學，之後到大學主修科學相關的科系。

8 一九九〇年的暑假，他在費爾拉工程公司應徵上一份短期工作。公司對他印象深刻，並說等他上第六級學院和大學的時候，會替他安排暑期工作。

9 馬修是很棒的朋友，特別幽默，腦筋動得很快。他勤奮努力，意志堅定，非常有上進心。他喜歡觀賞運動比賽，但更喜歡在運動場上揮灑汗水。我們都對他無比驕傲，打從心底深愛他。

10 馬修永遠都不會知道他考得有多好，因為在一九九〇年的八月十二日，成績公布的兩個禮拜前，他被一輛車撞傷。我們最先知道這個消息是一通凱西打來的電話，是她陪他坐救護車前往醫院的。凱西對我們說：「媽，醫院的人說很嚴重。他傷得很重。」

11

他接受緊急手術時，全家人都一起在外等候。後來外科醫生出來與我們談話。他對我們解釋他做了哪些治療，並說現階段要判斷日後的病情還太早，接下來的幾個鐘頭和幾天內將是關鍵。如果馬修熬過來，長期發展仍不得而知。外科醫生見過許多馬修這類的情況，以他的經驗，有許多人康復，但也有一些人沒有。當時，醫生確實警告過我們「植物」狀態的可能性。我腦中立刻浮現的想法是：「馬修會是康復的那些人之一。他很健康，充滿決心，而且熱愛生活。他不會放棄的，我們也不會。」他父親凱文說：「他不會想當個植物人的。」然後他和凱西悲痛欲絕地哭了起來。

12

接下來的三天內，醫院用藥物讓馬修鎮定，給他的大腦在重創和手術後能好好休息。停藥後，我們一直殷切期盼馬修「醒來」。雖然沒有立刻發生，但我們沒有太擔心。醫院說可能需要幾個禮拜，甚至幾個月的時間。很多人說過他們心愛的人在經歷漫長的昏迷後甦醒的故事。幾天後，馬修離開了加護病房，過不久睜開了眼睛。我們簡直高興極了！

13

在專家指導下，我們竭盡所能地幫助馬修康復。身體方面，我們學會如何保持他的身體靈活。我們覺得我們在幫馬修保持身材，直到他再次需要的那一天。刺激方面，我們什麼方法都試了，目標在於恢復五種感官。我們一整天都陪著他，後來週末總算可以帶他回家。

14 他的朋友聚在一起，連哄帶騙地想讓他恢復意識。有人來彈吉他，對他唱歌。我們試過芳香療法和反射療法，甚至允許狗跳到他身上。

15 儘管我們和專家不斷努力，馬修仍沒有任何有意義的進展。醫院替他進行腦部掃描，顯示腦內積水，於是插入分流管把液體排出。在那不久後，醫生們決定停止他在頭部重傷後固定開的癲癇藥物。

16 大約一個月後，馬修出現第一次的癲癇。他好不容易取得的些微進展（偶爾對聲音轉動頭部）完全消失。我把這種情況比喻為蝸牛爬牆爬到一半被人撞倒。我們又回到原點。

17 這種模式不斷重演。些微的進展：治療師注意到他的腿有一些「支撐重量的肌肉」，他可以吞嚥少量的泥狀食物——然後一次癲癇又奪走一切，只剩痙攣的緊繃身體，意識削弱。我在一九九一年的日記裡記錄了這個傷心故事：

二月二十七日。帶馬修到走廊上。現在喝水喝得很好了。利賓納（Ribena)果汁是他的最愛。白天凱文去買了整整一公升的果汁。治療師那邊不錯，可以站在墊子上，左腳進步很多，可以把右手放到桌子上。艾倫（資深物理治療師）可以放開兩邊的骨盆；之前只能放開左邊。晚上七點四十五分，又發生一次癲癇——就在我們覺得略有進展的時候。

三月六日。自從上禮拜的癲癇發作後，馬修至今尚未復原，而且明顯退步很多。無法吞嚥，又必須完全靠管子餵食。「追隨」的能力也消失了，眼神十分空洞，就像回到三、四個月前的狀態。

一天早上，我們如往常來到醫院，發現馬修病床周圍的布簾被拉了起來，醫護人員看起來很嚴肅。醫生解釋馬修遭受一場嚴重的癲癇（癲癇重積狀態），身體狀況非常差。他問我們需要他怎麼做。我才驚恐地發現他在問的是他應該幫馬修治療，還是讓他死。我們的答案非常明確：「幫他治療。他是我們心愛的兒子。他有可能會好起來。」過了這次的事情，我們要求讓他長期待在家裡。他週末在家的時候，似乎比較穩定。醫護人員教我們照顧他所需的所有知識，他於五月回家。我那天的日記寫著：「為了安排馬修回家，真是忙碌的一個月。覺得非常難過，這沒有死亡的喪親之痛。馬修的情況沒有太多改變：完全以管子進食，胸腔康復許多，眼睛無法聚焦或追蹤，但身體不再能直立。右手臂嚴重扭曲，因手肘和手腕的關節攣縮，無法伸直。全心全意愛他。」我們在一樓擴建一間平房，各種科學技術一應俱全：特殊椅、移位機、物理治療和刺激大腦的設備，物理治療師、職能治療師、語言治療師的服務。我們拜訪了在普特尼（Putney）專門研究大腦損傷案例的皇家醫院與看護中心（Royal Hospital and Home）。那裡的主任醫師說他給不了進一步的建議；馬修的情況無法改善。我們有空間收他的一些病人嗎？

## 19

儘管用盡一切努力，馬修仍然沒有進步。為了檢查癲癇的情況，做了一次大腦掃描，結果顯示從上次掃描到現在，大腦組織有縮小的跡象。結論是未來沒有進步的可能。我這才驚覺我們所做的一切不僅沒有意義，甚至可能有害。我們對馬修做得越多，他發生癲癇的可能就越高。癲癇發作時簡直糟透了。首先，他會發出淒厲的尖叫聲——只有這時候，我們聽得見他發出明顯的聲音；然後開始大發作。癲癇過後，他會有很長一段時間全身發抖，體溫過高，以及嚴重的痙攣，脈搏速度快得無法計算。我們請教了另一位癲癇專科醫師，也開了新藥，但仍持續發生。與醫療團隊討論後，我們決定把重點從「康復治療」（Rehabilitation）改為「安寧療護」（Palliative Care），宗旨是不要馬修有任何不適或痛苦。

20

一九九五年的春天，我陷入極度的低潮。一直以來，我都樂觀地鼓勵身邊所有的人，卻發現根本沒有意義。馬修二十一歲生日當天，許多人送來卡片和禮物（像馬修這種情況的人，你要送什麼給他？該怎麼「慶祝」他的二十一歲？），我坐在馬修身邊，唸卡片給他聽，替他打開禮物，心裡很清楚他什麼都不知道，只是為了其他人表演下去。學校合唱團來唱歌給他聽，我還得假裝他很享受。我覺得我活在謊言裡。除此之外，我非常疲倦。我為了挽回馬修付出了一切，卻是徒勞無功，只剩心理上強烈的疲憊，再多的睡眠也無法補救。我已經心灰意冷。車禍後我沒時間夢見馬修，而每次醒來，都是重新面對他病情的恐懼。

21

一天早上夢見馬修後醒來，我發現如果他看得見我們為了他可憐扭曲的身體所付出的一切，他一定會說我們瘋了。就是在那個時候，我第一次考慮把他轉到療養院。這是我做過最困難的決定，這代表著失敗，我覺得羞恥。我發過誓，馬修永遠都會待在家裡接受照料，後來明白他一輩子不會好起來了，我希望他能在家中逝世，身邊圍繞著所有愛他的人。照顧他讓我身心俱疲，卻只是白費力氣。他不知道他是誰，他在哪裡，或我們是誰。這麼做到底為了什麼？

22

我拜訪了周邊好幾家療養院，決定最適合的地點是留在我們的鎮上。他們認識馬修，也知道我們做過的所有努力。他們不介意馬修有私人看護過去專門照顧他。當時療養院沒有空位，等八月有空位釋出後，我們就送他進去。日常照顧放手交給療養院，讓我有機會開始為馬修哀痛。他的身體離開家裡讓我能夠回想我們失去的那個兒子；高高的十六歲男孩，自信、健康、聰明。就是在那個時候，我才看清目前的情況是多大的錯誤。馬修絕不會想要被困在這種可憐又無望的狀態。他曾經對自己的聰明才智和體育才能感到自豪，現在的他躺在那裡，眼神空洞，食物從一端打入，再利用直腸栓劑從另一端出來，無法交談或擁有任何喜悅。一具活著的屍體。這不健康，也違反人性。

23

經過幾個小時的漫長討論，我、凱文及凱西決定申請移除營養和水分的法院許可。我們在一九九六年的十二月找上我們的家庭醫生，得到他的同意與支持。我們把這件事告訴親近的家族成員和馬修最親密的朋友，所有人都認為這樣是最好的。我們聯絡療養院的院長，把情況大致說給他聽，他告訴我們馬修胸腔感染的情況嚴重，建議我們再等一陣子。馬修的胸腔在沒有抗生素干預的情況下痊癒，於是在一九九七年的春天找上我們的家庭律師，馬克斯頓先生。我們請麥爾斯・吉普森先生幫馬修做檢查，因為他很清楚他的情況，而且我們認識他也信任他。我希望從一位知道我們有多愛馬修的專家口中得到建議。麥爾斯・吉普森先生非常仔細，非常體貼。他的報告證實馬修處於持續性植物狀態後，我們準備好進行下一步了。在律師建議下，我們請珍奈特教授幫馬修做檢查。他認同馬修處於持續性植物狀態。珍奈特教授同樣非常體貼，我覺得可以問他很多問題。我想知道七年後的今天，醫生在初期診斷上是否能夠更精確。在車禍當天，有沒有人可以說：「你的兒子沒希望了。」教授說醫生在早期的日子仍然無法得知每件案例會有什麼結果。我又問他如果我們移除所有的營養和水分，馬修會確切發生哪些事。他說按照大多數的案例，過程非常平和，幾天後，病患就會陷入重度昏迷，並在一個禮拜左右死亡。我告訴他我一直希望馬修能在家裡過世，他說其他家屬也有同樣想法，帶了病患回家。他說他非常樂意提供家庭醫生所需要的任何建議。整體來說，珍奈特教授的拜訪消弭我心中許多的疑慮和恐懼。我很高興馬修終究能在家裡過世。

## 24

我已經知道不論我為馬修做什麼，都無法豐富他的人生。他必須死。我們曾經希望一場感染可以把他帶走，不必走到法院這一步。但諷刺的是，他那可憐的身體儘管做不了任何事，卻好像有能力戰勝感染。所以我們請求法院准許我們移除所有營養和水分，讓馬修可以從這不可救藥的狀態解脫。這是我們對他最後的愛。

如果法院同意，我們希望可以在他療養院的私人看護的協助下，親自照料馬修。蘇以前就認識馬修，並且從一九九二年起就一直參與照顧他的工作。她總是以尊重的態度對待馬修。她是一位完美的護理師。我們在家中照料馬修四年多，仍保有所有的專業設備。我們有家庭醫生的支持，珍奈特教授同時提供了諸多的建議。如果馬修可以在家過世，我們認為這是最適合他的情況，也是我們最好的選擇。

# 關於被告（未成年）

法庭聆訊安排在一九九八年六月十六日，於河岸街的皇家司法院進行。到現在我的健康狀況已經改善許多，和約翰住在倫敦小羅素街上的一間公寓，就位於大英博物館的對街。我沒有工作——我做過一些臨時工和行政工作，但都不喜歡。我想不到我想做的事情，想到要面試就害怕。爸媽定時給我一些零用錢，建議我在馬修死前不需要擔心自己的未來。

聆訊前一天，爸媽先坐火車過來，住在羅素廣場的總統飯店。那晚，我們所有人一起去戲院看音樂劇《畫舫璇宮》（Show Boat）。唱到〈我一生也只能愛那個男人〉那首歌時，我從頭哭到尾。我回頭看其他人，發現他們也一樣。

約翰請假一天陪我們去法院。我們穿得很莊重，但只有約翰看起來自然，其他人都有點「盛裝出席」。我們很緊張，有點害怕，見到馬克斯頓先生在階梯上等我們才鬆了一口氣。他解釋我們會在裡面和法律團隊剩下的人見面。正準備進去時，林福德・克利斯蒂（Linford Christie）⑩為了他的毀謗案來到現場——就是在那場聆訊上，困惑的波普威爾法官提出了他對「午餐盒」這個詞不熟悉——蹦蹦跳跳上階梯，走到我們前面。

「我們在同個法庭的話，他一定會先到。」爸說。

我們被帶往一個壯麗的樓梯間，來到樓上的房間。媽是原告，等候傳訊以交付證據。她穿著棕色的粗花呢套裝。那是她搬來康威爾前，於一九九二年在蘇格蘭為了外婆的葬禮而買的。

走進法庭後，每個人都對我們非常客氣。許多司法人員過來表示馬修受到高度細心的照顧，已經不可能有其他更好的做法了。無疑他處於持續性植物人狀態，而且情況永遠不可能好轉。

律師詢問法官他需不需要傳喚媽做證人。

「我想沒必要讓米特恩太太受這種苦，」他說，「她受的苦已經夠多了。」

法官宣讀他的判決。他同意馬修應該死去。這句話傳到耳邊時，我竟感覺到異常的平靜，慶幸這裡的人為我們家的狀況展現出理智和同情，他們明白這是個困難但必要的責任，我們必須讓馬修從他身體的牢籠裡解放。

就這樣。我們向每個人道謝後離開法庭，走到馬路對面的喬治王室酒館，各點了一杯琴湯尼，然後爸媽動身返回約克郡，我和約翰外出去玩，喝個爛醉。

法院已經同意這麼做是正確的事，現在就只剩下真正動手去做了。

---

⑩ 著名的田徑運動選手。曾經告一名記者毀謗而捲入訴訟案。在法庭上，這位田徑選手也表明了他對某報紙的不滿，因為該報曾經以「林福德的午餐盒」影射他穿短褲時的褲襠隆起。由於庭上法官不知來龍去脈，便問了：「什麼是林福德的午餐盒？」結果成為流行文化的一部分。

# 正式庭審紀錄（一九九七—二〇〇八）

關於被告（未成年）

（書記官：哈利・康斯爾）

家事法庭

史蒂芬・布朗法官

一九九八年六月十六日

H・勞埃德代表第一及第二原告；

M・欣奇利夫代表檢察官

艾姆赫斯特&馬克斯頓律師事務所

史蒂芬・布朗法官：

這是令人傷心的案例，申請人是一位年輕男子的父母，男子現年二十四歲，但自一九九〇年遭受一場嚴重車禍後，即陷入專業醫療證人所描述的「持續性植物狀態」。

珍奈特教授在這項領域擁有比其他人更豐富的經驗——大概除了安德魯斯醫生外——她證實目前的他處於持續性植物人狀態，而且情況已長達數年，未來也沒有復原的希望。

申請訴求在於法院同意照顧這名年輕男子的原告和相關醫療團隊能夠合法停止所有維持生命的治療和措施，包括供給人工營養和水分，所有讓「被告」在持續性植物人狀態存活的做法，並且合法提供適當的醫療監督下，以確保「被告」在生命結束之際承受最少的痛苦，並保持最大的尊嚴。

本人認為這是一項極其心痛的案例，特別叫人動容，因為這位年輕人年紀尚輕就得到眾多成就，前途不可限量。在我面前是其母親所寫的長篇宣誓書，顯示過去七年對他無微不至的照顧。這份宣誓書非常感人，講述了這個家庭如何面對降臨在他們身上的可怕悲劇，又是如何一天天慢慢得知未來已經沒有復原的希望。

他們起初充滿樂觀，懷抱希望，這一點任何人都可以理解，但不久出現癲癇症狀後，病情就每況愈下。到一九九二年，這個年輕人平均每兩個禮拜經歷一次癲癇發作。

他一直受到優質細心的醫療照顧，起初待在醫院的加護病房，後來於一九九一年的四月接回家中，由母親和八至九個專業的護理人員照料，當然全程在家庭醫師的監督之下，同時還有神經外科顧問定期拜訪，至少發布過六次的報告。這裡有兩人附上的宣誓證據。

在聽到且看到了所有證據後，我堅信這位年輕人多年來一直不了解他身上發生的任何事情。持續性植物人狀態的其中一項特徵是出現反射反應，卻是對病人實際情況的錯誤概念。

當然，這項案例還有另外一個重點，也就是由於這個年輕人是以行人身分被汽車撞倒而受傷，因此有申請索賠的程序，於是他不得不接受那些索賠對象的調查。保護法院已經介入，當然還有代表汽車駕駛的保險公司。他們必須進行調查，其中採取的步驟之一就是聘請一位神經科醫生對病人做檢查，我面前有一九九二年和一九九三年的報告，醫生表示病人有某種程度的意識。但正如豪威醫生所指出——接下來我將在適當時候提到豪威醫生——在這些報告中，該位醫生做的判斷大多是他人的描述，而非他實際觀察到的結果。

當然，這些事情已經交由檢察官和原告的醫生進行調查，因此得到在這方面完全獨立且有經驗的專家珍奈特教授的指導，以及在這一領域擁有豐富經驗的神經科醫生豪威醫生的協助。實際上，他也是最初負責接手布蘭德先生的神經科醫生。布蘭德先生是類似情況中第一個上法庭的案例。

我聽過珍奈特教授和豪威醫生的口頭證據。兩位證人都毫不懷疑這是持續性植物人狀態的經典案例。沒有意識；些微的眼球顫動被珍奈特教授認定只是誤解病情的跡象，豪威醫生亦表示這是腦幹引發的生理反應。在最近的一項研究中，他和其他專家一起調查這個情況。他明確表示，這並不能代表真正的存活意識。

「被告」的父母和姊姊是所有人當中與他接觸最頻繁的家人。他們以自己的日常觀察堅信他不是一個「活人」——我用引號括起來——只是一個靈魂已經不存在世上的軀殼。這確實是一個非常悲傷的案例。

每個持續性植物狀態的案例都令人痛心，但我相信這對於做父母的人來說尤其痛苦，因為他們心中只有對兒子的最大利益。進行這些訴訟對他們非常不容易。事實上，從母親冗長的宣誓書中可以清楚看到過去他們的心中一直有許多掙扎，但最後他們相信，為了兒子著想，他的軀殼應該以有尊嚴的方式結束。

我聽說檢察官欣奇利夫先生已經代表這位無法指導任何人的病患進行了最詳細的調查。調查過程仔細嚴謹，我確信這是一件持續性植物人狀態的案例，未來也沒有任何恢復或改進的可能。在這些情況下，為了「被告」最大利益的這些要求應該授予批准，我別無異議。

我很感激「被告」父母和姊姊所給予他的無限關懷，同時為他們的勇氣和對他的照顧獻上最崇高的敬意，我相信法庭上的所有人都與我有同樣的想法。現在已經到了必須承認現狀，並據此做出聲明的時候了。

申請批准。

# 死亡

一九九八年六月二十三日星期二，是馬修最後一次回家。我們沒有把移除維生設備的事告訴任何人，因為我們仍擔心宗教人士會企圖阻止。我們只說馬修身體狀況非常差，已經回家等待他嚥下最後一口氣。

我們討論如何應對後續情況，想起車禍隔天早上，我們開車回家的路上也像這樣討論著。爸媽制定了一個計畫，媽照顧馬修，爸照顧她。我則會在倫敦待上幾天，然後等星期五約翰下班後，一起回到約克郡，那將是移除的第四天，到那時馬修應該已經陷入完全的昏迷狀態。我想像自己坐在床邊，握著他的手，在他離開人世時陪在他身邊，對他訴說童年故事度過最後的時光，就像以前那樣。一旦他陷入重度昏迷，但願我可以在他安睡的臉上看見消失的馬修，我想盡力遺忘那天晚上在路邊開始的八個年頭，想起他本來的樣子悼念他。

我每天打兩三次電話給爸媽，他們也會把他們所做的每件事鉅細靡遺地跟我報告。他們想好了需要從療養院帶回家的設備：電動床、波紋床墊、移位機、尿袋、藥物。他們不需要餵食用具，因為一回家立刻就進行移除。媽到療養院協助蘇幫馬修洗澡，爸把床和床墊搬回平房，再回療養院帶馬修回家。他的床放回爸媽的床旁邊，他們盡可能讓房間看起來不像一間醫院：窗台上放著小蒼蘭，收音機傳來世界盃足球賽的實況轉播。媽替自己準備了桌子和拼圖，陪她度過即將到來的時光。

豪威醫生告訴他們接下來可能會出現的狀況。他說反射活動會增加，因為腎上腺素開始刺激腦幹的運動反射神經。兩三天後，馬修的眼睛會閉上，出現昏迷狀態。整個過程約七到十天，如果病人在移除前一直得到很好的照料，可能就需要更長的時間。

他說馬修的死因可能會是腎衰竭（鉀離子增加）或胸腔感染（血液中氧氣減少）所致。兩者都會導致心臟停止跳動。一旦他的呼吸速度變快，我們就知道已經快結束了。家庭醫生每隔幾天就會打電話過來，豪威醫生也說我們可以隨時打給他。家庭醫生表示盡可能經常施打二氮平（Diazepam）的鎮靜劑，別讓馬修有半點不舒服。重要的是絕對不能給他喝水。有一種凝膠可以塗抹在他的嘴唇上防止乾裂。

我星期四打電話回家時，可以聽見媽聲音中的壓力，儘管她很努力讓語氣聽起來樂觀開朗。

「他還醒著，發出很多噪音，不過應該很快就會陷入昏迷。」

有一天早上，媽用光了所有的二氮平，藥局卻缺貨，讓她非常沮喪。她打電話請醫院開處方，打電話給藥局查看他們有沒有藥，然後去診所拿處方。但等她到了藥局，卻發現沒有庫存。

「抱歉把自己說得那麼可憐。」她對我說。「可是我們做了那麼多，只想買個藥難道很過分嗎？」

我和約翰星期五半夜抵達酒館時，我走進平房，約翰則是直接上樓。我在馬修搬進斯內斯療養院後才認識約翰，我不希望他看見馬修現在的樣子。依我的想法，這是在保護雙方。馬修不需要讓更多人看到他的情況，我也不希望約翰面對殘忍的景象，看見頭部受撞擊對人類能造成多大的傷害。我向約翰解釋，他也同意尊重我。

爸媽看起來憔悴又疲倦，馬修沉沉睡著。這是將近三年前他去了療養院後我第一次見到他。三年來，我努力過著生活，馬修始終動也不動。我從未有過如此強烈的信念，我認為沒有一個人應該在大腦消失後，繼續被困在逐漸衰退的身體裡。媽說她希望馬修這一睡可以是昏迷的開端，最後帶領他走向死亡。

隔天早晨，我走進平房時聽見馬修的聲音。他發出低沉的呻吟聲，不停地說：「呃呃，呃呃。」豪威醫生打電話過來時，很驚訝已經過了五天，他仍未進入昏迷狀態。他說可能是因為馬修有點過重，肥大細胞容納了大量的水，但他說他還是判斷整個過程會在十天內結束。

週末結束，約翰返回倫敦，我又多待了五天。一切都沒變。沒有昏迷，沒有安詳的結束。媽照顧馬修的時候，我和爸帶墨菲到河岸邊散步，然後一起去酒館。我們玩了很多場飛鏢遊戲。其中一場爸連續三次獲得一百八十分，非常厲害的成績，不過他嚴肅的表情仍沒有改變。

我想起小時候還住在杏樹大道上的時候，家裡有個飛鏢盤，爸經常找我和馬修比賽。他不會讓我們贏，但向來會給我們好的開始，讓我們有機會成功。他也會帶我們去酒館，教我們打撞球。射飛鏢我總是比馬修略勝一籌；撞球則是他打得比我好。我十七歲那年，榮獲斯內斯女子飛鏢地區錦標賽中最年輕的優勝者。我們全家人都來到德拉克斯發電站附近的俱樂部參加決賽。我擲到了一次一百八十分，並因此得獎。比賽結束時爸非常自豪，跳到舞台上，把我抱滿懷。我無法和這樣的家庭有任何共鳴，也無法相信在馬修車禍後的這八年來，我們變成了什麼樣的家庭。

雖然玩飛鏢沒有給我們帶來快樂，但至少讓我們有事可做。我們天生個性誠實，很難與人深交，因為總不能把完整的故事告訴他們。我常常在想，如果他們知道了會怎麼說，如果我直接一股腦兒脫口而出。

「你的孩子怎麼樣？」

「我們現在準備把他餓死。他的腎臟在這一刻很有可能停止運作。」

我試圖坐下來和馬修說話，但發現這麼做非常困難，我也不忍心看著他的眼睛。好多年來我凝視著那雙眼睛尋找他的靈魂，現在卻希望他從來不曾意識到他的可憐情況，他的靈魂並沒有被困在那裡受苦。

我低頭看著他的手臂，發現當初車禍的傷疤已經完全癒合。我記得有個神父對我們說過，馬修的頭髮變長就表示他正在康復中。我看著馬修的身體，那扭曲的手腳。這些癒合的傷口是發生在他身體上唯一的好事。

第十天，爸發現我在平房裡哭泣，建議我回到約翰身邊。

「妳在這裡什麼也不能做，只能一直心碎難過。別這樣折磨自己。」

我們一位客人開車載我到唐卡斯特（Doncaster）車站。我坐火車回到倫敦，在車上難過地啜泣。我把自己縮成一團，一路哭個不停。有幾個人過來問我是否需要幫忙，但我只是搖頭。

「不好意思，」我哽咽地說，「真的很不好意思，請讓我一個人靜一靜。」

移除十三天後的星期天，終於來消息了。爸打電話來的時候，我坐在沙發上。回倫敦到接這通電話的這三天，我完全不記得自己做了什麼，感覺彷彿我才剛坐下來，盯著電話瞧。

「結束了，凱西，他走了，可憐的小傢伙。」

他問我還好嗎？我聽得出來他語氣中的擔憂。我想起從馬修的機車上摔下來那天，看見他臉上的擔憂，知道那就是愛的證明。我想起車禍那晚在龐特佛雷特醫院不得不打電話給媽的那個時候。我想到，身為一個父親，必須打電話給自己的女兒，跟她說他的兒子，也就是她的弟弟死了，然後還得要擔心她會怎麼面對。這是多難受的一件事。

「我會沒事的，爸。」我說。「我會沒事的。」

# 第二幕

# 長棺木

馬修的葬禮那天，我一起床就開始哭。穿上白襯衫、黑長褲和黑色平底鞋時也從頭到尾哭。所有人頂著烈陽聚集在自家酒館外的大街上時，我還是哭。爸和媽、約翰和蘇菲、法蘭克、麗姿和蘇。一行人跟著一輛又大又閃亮的黑色靈車，沿路走向教堂，朋友客人輪流也跟隨在後，我知道我被滿滿的愛包圍。

到了教堂，禮儀師把長棺木從車上扛下來，放到馬修朋友們的肩膀上時，出現了一點問題。他們不小心絆了一下，我以為馬修就要被他們摔在地上了。畫面很好笑，我感覺以前好像看過，在電視影集《只有傻瓜和馬》（Only Fools And Horses）和《最後的夏日美酒》（Last of the Summer Wine）裡頭。有那麼一下子，我忘了哭，只想放聲大笑。

棺木當然很長了，因為馬修很長，整整有一百九十五公分。我想起以前他的身高是我們全家人的驕傲，車禍後卻成了大問題。我們必須特別替他的病床加長。比較矮的物理治療師和護理師都很吃力。「他身體真長啊。」大家看著病床上的他、墊子上的他、洗澡床上的他時，總會這樣說。不是高，而是長。在這裡，他的身長又一次造成麻煩。

馬修的朋友沒有捧著他，那群從小一起長大、一起踢足球、一起喝伏特加的大男孩。他們曾經到醫院探望他，回家後也有來過，直到後來大家漸漸發現他根本不知道他們在場。他們把他安全地抬進教堂，我們走在前面，神父說了一些馬修的事、一些我們的事，以及他在這個家見證的愛。

他說到以前在學校的生物課上，馬修把朋友莉琪的蠶豆拔掉的故事，因為她的蠶豆長得比他的快，藉此顯示出他的好勝性格。底下傳來一片笑聲，有種輕鬆的感覺。神父做得很好，因為誰知道在這種情況下該說些什麼？對一個在過去八年都沒有表現出任何個性的人，該怎麼說他的故事？

陽光透過彩色玻璃窗照進來，在地面形成漂亮的圖案，塵埃也在空氣中飄揚。神父提到馬修臨終前，他的父母和姊姊都陪在身邊。但這不是真的。本來可以成真，但我無法面對最後的那段日子，所以馬修臨終前，陪在父母身邊的人是蘇。我已經自覺是個沒有用的騙子，神父的口誤讓這種感覺更加強烈。我不在馬修身邊，眼淚從臉頰滑落之際，我一直在想，我不在馬修身邊。

大家唱起了聖歌，有〈求主同住〉和媽最喜歡的那一首〈聽主微聲〉——她替自己的婚禮和她父親的葬禮都選了這首。叔叔朗誦《聖經》，讚美世上最偉大的就是愛。

我們離開教堂，坐上車，準備前往火葬場。

爸說：「謝天謝地終於結束了，現在我們可以開始計畫妳的婚禮了。」

我只是凝視著窗外。

我不太記得火葬場發生的事。在那之後我參加過其他葬禮，所有葬禮在我腦中亂成一團。我不記得棺木有沒有在傳送帶上緩緩移動——真的發生過嗎？——或者棺木上有沒有蓋著絨布。我有印象看見裝飾著錦緞的淡藍天鵝絨布，但不敢肯定他們蓋住的是馬修的棺木。我知道我盯著棺木很長一段時間。我們聽著莫札特，我心裡在想下個步驟該誰負責。棺木要如何進入火爐？又高又長的身體怎麼會變成一堆灰燼？我好奇如果拿矮小的人相比，馬修的灰燼會不會比較高。我開始覺得不舒服。我心想，起碼我們要火化他。我曾經一度覺得把他埋在教堂的墓園裡是個好主意，後來卻無法接受他在地底下腐爛的想法。

就這樣，一切宣告終結。我們走到陽光下。我看見一些西裝筆挺的男人，某個政府機構的官員，正在灌木叢後面抽菸。蘇給了我一個擁抱，親切的臉上充滿了愛。我在她的肩膀上啜泣，仍為了神父的口誤耿耿於懷，卻不知道如何對她說。多年來，她一直關心著我和馬修。我想跟她說謝謝，卻找不到適合的字眼。

接下來，我們坐回黑色車子裡，一路回到酒館，那裡還有許多人要招待。真奇怪，葬禮總會變成招待近親的場所。這場守靈我們已經等很久了——現場有很多酒等著讓人喝醉，很多故事等著讓人聽。

這個時候，我距離開懷大笑，還有好長一段日子。

## 報導：「生不如死」的折磨

才華洋溢的馬修．米特恩在一次車禍後成為植物人八年之久，在他二十四歲的這個星期天終於逝世。

一九九〇年，馬修的GCSE成績揭曉時，所有人都認為他是學校裡最聰明的學生之一。

但這位一百九十五公分高的天才運動員再也沒有從那場交通事故中康復，無法得知自己拿了七個A和兩個B的優異成績。

八年前，馬修結束晚上外出的活動，正準備回家時，在路上遭到一個機車騎士衝撞，導致大腦嚴重受創。該名騎士後來被警方以不當駕駛起訴。

他現年四十四歲的母親瑪格麗特和四十八歲的父親凱文以及姊姊凱西在當時都相信也希望有一天他會康復。隨之而來的是一場為期八年的噩夢。一家人為了喚醒馬修，用盡各種可能的療法和器材。

「這些年來，我們什麼方法都試過了——反射療法、物理治療、音樂、用電腦追蹤馬修的眼球運動。」和馬修關係非常親密的凱西解釋。

車禍發生不久後，醫界判斷他進入了持續性植物狀態，與希爾斯堡慘劇的受害者東尼．布蘭德是同樣的情形。

這表示大腦控制說話和思考的部位已經受到不可挽救的損害。凱西表示他們在一九九〇年時討論過持續性植物狀態的病情，那時她就懷疑醫生已經意識到馬修沒有「醒來」的可能。

「我想大家在我們覺悟前，很早就知道不可能有轉圜的餘地。」

手術後沒多久，他的眼睛睜開了，全家人都充滿希望。他的頭偶爾會動，也能吞下少量的食物。

在醫院待了九個月後，家人帶他回家，住在由他父母持續經營的鐘與花冠酒館的樓上，就位於約克郡東邊的斯內斯。他每天都得靠人餵食、洗澡、更衣好幾次，需要二十四小時的奉獻。

「真的很辛苦。」米特恩小姐回憶說。二十五歲的她比弟弟年長一歲。

「我們都深信他會康復，盲目又愚蠢地以為足夠的愛和努力可以讓他好起來。每個人都付出極大的心力想辦法讓他更好。」

上個月，家人帶馬修回家長眠。撤離所有水分、營養和藥物的十三天後，他在父母和在場一位護理師的陪伴下逝世。

昨天，葬禮在斯內斯教堂舉行，隨後在龐特佛雷特火葬場進行火葬。

一九九八年七月十日，《約克郡郵報》（*Yorkshire Post*）

# 葬禮過後

葬禮隔天，卡羅打電話到平房。有個當地報社的女孩正在酒館，想和我們談談馬修的事。

爸問我能不能去和她聊一聊。

「我該跟她說什麼？」

「照實說就可以了。把所有的事說出來。」

於是，我和那女孩坐在酒館後面的小房間，盡力向她解釋一切，看著她把一點一滴幻滅的希望轉化成她筆記本上潦草的速寫。報導登出來後，許多別家的報社跟著打電話過來，我和他們所有人都聊了一遍。把祕密公諸於世是一種解脫，客人都對我們很好，除了有幾個人不太高興，因為我們沒有親口告訴他們。

「我竟然看報紙才知道這件事。」馬修一個幾年沒來看過他的朋友說。我聳聳肩，不知道該和她說什麼。我對她有點抱歉，但我們有太多事情要煩惱，她只是不在那一長串清單上的首位而已。

大家一直說我有多堅強，說我是爸媽的支柱，但我完全沒有這種感覺。我表面上可以微笑，和人們聊天。但在內心深處，我隨時可能散成碎片，隨風飄走。我不知道接下來會發生什麼。我不斷做噩夢，夢見馬修還活著，在地底下的棺木裡拚命敲打棺蓋，夢見他漸漸腐爛，夢見他在追我，要我和他一起進墳墓。

我以為我會有種解脫感。我不斷告訴記者馬修死後，心中大石總算是可以放下了，但我毫無感覺。我以為馬修一死，擔心他受苦的那種痛就會消失。我以為我已經不能再更傷心了——過去八年，我彷彿時時刻刻都在哭，所以沒有預料到後來蜂擁而至的悲傷和內疚。

我很訝異。多年來，我經歷過不少痛苦，但沒有一個——尤其是車禍那晚之後——令我訝異。現在的我掉進難以理解的傷痛漩渦。我不知道該拿自己怎麼辦。

我沒有告訴任何人。我努力對世界展開笑顏，包括我的父母，他們都累壞了，身體也很差。唯一知道真相的是約翰和蘇菲。他們一直是我的知己，也很習慣照顧我。

「走出喪親之痛需要一年的時間。」其中一個客人說。我想起讀過的所有小說裡，有些角色會戴上黑色手套度過一段哀悼時期。再一年，我心想。反正早已經歷八個苦不堪言的年頭，我只需要再撐過一年，就不會有這種感覺了。

「現在我們可以開始計畫妳的婚禮了。」前往火葬場的路上爸這樣說過。他喜歡約翰，也希望我快樂。我曾經覺得只要馬修活著，就不可能結婚，如今倒是順其自然。讓我有事可做。

婚禮在隔年九月舉行，我猜想那時候的我已經恢復正常。我們預訂了卡爾頓別墅。我以前常在裡頭的圖書館做白日夢，馬修和迪傑也是在那裡學會開車，就坐在他們的小飛雅特裡。我們邀請一百七十位賓客，我也努力表現出熱衷於選擇裝飾別墅的花和婚禮上的餐點。我準備了好幾道菜，搭配叫諾曼洞的雞尾酒和法國甜點泡芙塔。我不想穿白紗，因為覺得自己會看起來很蠢，所以一直沒去處理，直到最後一刻才在Monsoon女裝部買了一套銀灰色的褲裝。酒館的一個朋友幫我的指甲塗成銀色，替我上了點妝，我穿著在馬修葬禮上的同一雙黑色平底鞋。我走上教堂紅毯時從頭哭到尾，為馬修主持葬禮的同一位神父為我和約翰主持婚禮。我們坐上雙層巴士前往別墅，我這邊的每位賓客都喝得爛醉如泥。

隔天，酒館舉辦了一場大型派對，我們準備了豐富的美食，有牡蠣、龍蝦和帶殼明蝦。

「這些明蝦還不錯，」一個客人對老爸說，「有點脆就是了。」他不知道明蝦要剝殼。

回到倫敦，我等著出現恢復正常的感覺。已經過了一年，我也結婚了，我理應得到幸福快樂的結局。

然而，我卻成天以淚洗面，持續了三、四個月。我不知道我到底怎麼了。

約翰開始常常出差，有時我會與他同行。我在酒館學會如何和任何人打開話匣子，於是也對約翰的同事和客戶如法炮製。我喜歡香港的繁忙和小說裡會讀到的那種異鄉人的感覺。在南美洲時，卻因為當地糟糕的開車技術和大蟲子而一直處於恐慌的狀態。有一個特別可怕的計程車司機在後照鏡上掛了一大串神明吊飾。我在腦中默唸聖母經，拚命做呼吸練習，想起以前在醫院附設教堂裡的我，發現在緊急情況下，我習慣尋求宗教的慰藉。我們安全抵達目的地，我總算鬆口氣，慶幸爸媽不必接到電話聽見我死在異國街頭的消息。

我和約翰在倫敦經常去位於小羅素街上一家叫犁的酒館。有一天酒館老闆問我願不願意在他休假時幫忙輪班幾個晚上，於是我週間開始從十二點做到五點。我發現回到吧檯後面工作的感覺很棒。我最喜歡的客人是一群建築工，每次輪完班，我會跟他們一起坐在吧檯的另一邊喝健力士啤酒。他們教我玩《每日電訊報》上的字謎遊戲。約翰對這一切不是很喜歡，尤其是他下班回家時，我老是醉得東倒西歪的。他開始對我的酗酒行為和新朋友失去耐心。他不斷在成長進步，認真對待自己和事業，而我卻仍表現得像個學生。不過我也不是完全沒用。有一晚，約翰從高級餐廳Quo Vadis打電話給我，他正在那裡招待一群來自各國的工作同仁用晚餐。他說：「他們不願意彼此聊天。妳可以過來一趟，稍微炒熱一下氣氛嗎？」於是我去了。

我開始寫點東西，犁酒館有個客人寄了幾個章節給一家出版社。他們喜歡我寫的東西，希望看到更多內容。我接到出版社電話的同一天，約翰也接到了消息，要替他任職的那間招聘公司在紐約設立一間辦公室。我們出門用晚餐，討論了一番。我們心想，有何不可呢？我打電話給爸媽，他們聽了非常高興。

這裡就是我們幸福快樂的結局，我心想。我們在千禧年抵達紐約，正好趕上他們的國慶日，在雀兒喜找到一間公寓，街尾有間二十四小時的書店。約翰工作時數很長，我白天寫作，晚上加入他和他的同事或客戶一起吃飯喝酒。我喜歡和他們聊工作上的事。畢竟招聘就是接觸人的行業，有很多搶手求職者的精彩故事，以及他們的一些特殊習慣。有個男人，因為老婆不希望他到別的國家上班，最後決定選擇工作拋棄老婆。

我喜歡紐約人坦率的性格，發現在這裡交朋友很容易。他們喜歡有點書呆子氣息的英國女生，我從不覺得自己長得像愛爾蘭人，但經常有人這樣問我，並很滿意聽到的答案。朋友從英國過來拜訪時，我們會帶他們到世貿中心頂樓的餐廳世界之窗喝雞尾酒，再去吃牛排或龍蝦。

住在紐約要什麼有什麼，但必須非常精確說出你要的東西。說你要一杯馬丁尼調酒是不夠的，你必須說你要伏特加馬丁尼，苦艾酒微量，去冰，加一捲檸檬皮。我抽好采牌淡菸，喜歡只要打通電話到雜貨店，他們就會送菸和酒過來。我們吃很多外帶中餐，喜歡那些可愛的小外帶盒和幸運餅乾，覺得自己好像在《六人行》的影集裡。我也習慣了美式用語：我喜歡說我住在公寓裡（apartment），坐電梯（elevator），拿帳單（check），喝含羞草雞尾酒（mimosas）[11]，吃早午餐。

我沒有工作簽證，所以沒有工作不會讓我覺得自己是個失敗者。寫作進行得很順利。我挺開心的，但總覺得有點像在做夢。有一天，我走在第五大道上的時候，突然開始下雪，我頓時心想，**我不是真的，我在一部電影裡，電影說的是一個英國女生迎著雪走在第五大道上的故事。我不是真的。**

一年後，約翰的公司問他願不願意調到芝加哥，並離開招聘部，轉到通訊部。調職有幾個星期的空檔，所以我們回到倫敦，約翰去他的舊辦公室上班，我則時不時與蘇菲出去。她現在住在倫敦，當一名記者。

二〇〇一年九月十一日我和約翰都在家，因為他患了扁桃腺炎請假休息。一個朋友打電話來叫我們開電視。我們看著新聞一遍又一遍播放世貿中心垮掉的畫面。每個人都打電話給我們，擔心我們仍待在那裡。那一整天和接下來的幾個禮拜，我真的覺得我在做夢或看了一集電視劇。世界突然充滿太多痛苦。

日子再次動起來叫人如釋重負，那年十月，我們搬進芝加哥西邊郊區一間白色木

---

⑪英式說法裡，公寓叫flat，電梯叫lift，帳單叫bill，含羞草雞尾酒叫buck's fizz。

屋的頂樓。我們有籬笆，草坪的盡頭有信箱。住在紐約享受不到像這樣的快樂。整個美國都在哀悼，人與人之間開始不信任，以外國人身分住在這裡變得艱難。

伊利諾州法律規定買酒必須出示身分證明。「這是國外的身分證。」人們會說，在超市、酒館和酒類商店憤恨地盯著我們。我們到最後還是買得到酒，但常覺得他們寧願因為我們是外國人，打電話叫警察來逮捕我們。

我企圖繼續寫我的小說，但故事裡的每件事似乎都沒有關聯。我的主角在世貿中心的南樓上班，所以她要不死了，要不有更重要的事情得煩惱，不只是我塞給她的虛構問題。我犯了錯，以馬修為原型創了一個角色。他對故事走向不重要，但我一直想辦法讓書中出現更多他的情節，結果為了想像他長大後會是什麼模樣而不斷折磨自己。

我構思了一本小說講述一段逝去的感情，但一直無法動筆。在內心深處，我害怕寫小說只是個幌子，害怕自己其實根本沒有能力；我不想被迫去做其他事。我每天早上都用睡覺消除宿醉，然後醒來看偵探小說，或穿著睡衣坐在餐桌前，在筆電上玩無數場的踩地雷，看著雙層火車經過，好奇自己想不想坐上火車。我想，我在心裡想著，因為我想做些不一樣的事，一下子又不想，因為我幾乎什麼都怕。我覺得我那沉悶又有點煽情的故事情節彷彿隨時都可能變成驚悚故事。要是我搭上火車，最後一定會被某個叫杰德或巴克的人埋到他們家的木地板底下。

約翰對於我未能享受美國的生活而不知所措。他提出的任何建議我都缺乏熱情，無論是去阿斯彭（Aspen）滑雪，或去密西根湖划船，或租一輛車到紐奧良參加狂歡節。他沒有直接說出口，但我知道他覺得我已經傷心得夠久了。我完全同意他的話，但想要一件事不代表就能成真。我再怎麼去細數我的福氣——我真的努力試過了，晚上我會躺在床上聽他的呼吸聲，一邊好像數肥羊一樣數著我的福氣——卻只讓我覺得我有多不知感激。

大多數晚上，我們會去小鎮上一間餐廳吃晚餐。我們會各點兩杯雞尾酒，共飲一瓶紅酒，聽約翰聊他的工作。通訊部沒有有趣的故事，所以他企圖解釋路由器和跨大西洋電纜。我不記得什麼是高密度分波多工光纖骨幹傳輸系統，但我知道他在和我說話。後來我們回家，他坐在沙發上玩電動，我則打開另一瓶紅酒，繼續回到小說前方發呆，沒有下筆。

冬天到了，天氣冷得連呼吸都痛。我害怕待在積雪路上的車子裡。春天的時候，所有的超市都紛紛擺出抓蛇和老鼠的捕捉器，於是我開始對家裡的花園疑神疑鬼，擔心長草裡可能有什麼東西在徘徊。

放假回家時，我對所有的客人和朋友說謊。我很好，約翰很好，芝加哥很棒，寫書進行得很順利。有一晚我喝醉了，我想過跟媽解釋我覺得我被困在對馬修的悲傷之中，但在那一刻，她突然開始含淚告訴我她對我的沉著冷靜有多驕傲，爸對我能健康快樂地住在美國有多驕傲。她說爸一天到晚都在談論我的小說，並且相信我有一天一定會上ＢＢＣ《荒野唱片》的廣播節目。她說爸愛約翰就像愛自己的兒子。她又說看到爸開心的樣子讓她也很開心，很慶幸我們家正朝著積極的方向前進。她說了那麼多，我沒有勇氣告訴她實情。我點點頭微笑。她和爸好像已經對發生在我們家的事釋懷了，強迫他們談論馬修感覺很殘忍。我不想提起那些艱苦的時刻搞砸他們的心情。

二〇〇二年的夏天，我們搬回倫敦後，約翰開始埋首工作，我要不拒絕離開家門，要不出門酗酒好幾天。一天，約翰開著敞篷跑車回家，當作週末時的消遣。

「換件衣服。」他說。「我想帶妳去兜兜風。」

我看得出來他很自豪，我也不想當個王八蛋，但一想到要進去那輛車我就討厭。話雖如此，我還是決定做點努力，刷牙更衣，甚至塗上口紅。我們剛剛出發我就知道這是個嚴重的錯誤。座椅很低，我離地面太過接近。我忍不住想到馬修，想到他頭上的馬蹄形疤痕，想到訂書針刺穿剃光頭髮的頭皮，我開始發抖。我努力做著呼吸練習，但就在這時，約翰加速引擎，眼淚從我的臉頰上滑落。我們開上環形交叉路口時，他看了我一眼。

「怎麼了？」吵雜的引擎聲讓他不得不用吼的。

「我想回家。」

他把車開回家。我下車，直接爬上床，把棉被蓋過頭頂。

稍晚，約翰過來站在臥房的門邊。「我覺得我再也沒辦法取悅妳了。我做什麼都錯。」他說。

我沒有回答，過了一會兒他離開了。我忍不住想，要是以前的他一定知道我害怕開快車，比起讓自己玩得開心，反而更在乎我的感受。但我也想他值得回家時有個對他的工作成就感到驕傲的女孩，一個會說「呀呼」然後跳進副駕駛座、用愛慕眼神看著他的女孩。他值得擁有一個正常的妻子，而不是我。

# 最後的避難所

婚後不到三年，我和約翰就決定離婚。我們一直有共識在我三十歲那年生小孩，等到三十歲生日越來越靠近時，我知道這是不可能的事。我連照顧自己都很勉強了，而且我不停夢見我有了寶寶，但因為喝醉忘了他的存在，或把寶寶留在計程車的後座。我不知道我的未來將會如何，但我知道我必須獨自想清楚。

分手過程很和平，我們對彼此充滿著愛，只是不再適合。我多年來表現得像約翰意志消沉的妹妹，所以我們的關係很容易就轉換成手足般的友誼。

我沒有把這件事情告訴爸媽。酒館發生幾次暴力事件，他們再也受不了，於是找了個酒館經理，好讓他們可以回康瓦爾郡過退休生活。他們住在媽小時候住的房子，就位於彭薩努斯（Ponsanooth），一間用花崗石建造的美麗小屋，以前曾經是當地政府出租給民眾的社會住宅。爸媽給了外公外婆一筆錢買下，等他們過世後順勢繼承。他們過著平靜安詳的生活，湖上划船，海濱小徑散步，就在他們初次見面的地方附近。我不想成為他們的負擔，所以只有在我知道自己可以裝出愉快聲音的時候才打電話給他們。他們完全不曉得我的掙扎，以為我和約翰開心地住在一起，過著光鮮亮麗的生活。

有一天，媽打電話來說他們想趁冬天到其他溫暖的地方住一個月，因為爸的胸腔一直很不舒服。多年來在布滿煤灰的地底工作導致他的呼吸系統有各種毛病。她想知道我們能不能幫忙照顧他們的貓。

有那麼一會兒，我考慮把騙局繼續演下去。我在倫敦帕森綠地站附近一棟房子的頂樓租了一間小房間，至今已經住了好幾個月。也許我可以請約翰獨自照顧那隻貓，但對媽隱瞞事實似乎不太公平。

我解釋得不是很好，因為我不知道該說什麼。我聽得出來她很震驚，知道爸一定會很失望。我一直努力保持開心，不讓他們替我煩惱，但我再也假裝不下去了。

我覺得我們家有點像一輛車子，四個輪胎都在的時候，我們可以快快樂樂地開得好遠好遠。後來馬修的輪胎爆胎了，我們其他人代替他繼續前進。但是現在馬修的輪胎不見了，爸媽仍在前方滾動，我變成有問題的輪胎。洩氣了，旁邊少了弟弟保持平衡，只是一直沿路刮著路面。

我需要找個工作，但我的履歷表有太多空窗期。一想到不得不解釋馬修的情況，我就無法忍受，所以我把無法工作的那段時間延長，假借和約翰出差的理由搪塞。我去了幾家招聘公司，但看得出來他們不太滿意。我沒有好好表現自己，沒有任何證照，沒人喜歡我太久沒有工作。

我唯一擅長的是閱讀，唯一熟悉的是書店，世界各地的書店我都去過了。所以我決定上網填一大堆申請表，向所有聽過的書店投履歷；但統統沒回應。後來，有人跟我提到哈洛德百貨公司的書店，於是我向蘇菲借了一套西裝，到市中心的騎士橋，打算跟經理談一談。到了目的地，我才知道是水石書店（Waterstones）。我特別喜歡這家書店——有一次我差點被鎖在皮卡迪利圓環附近的那棟水石書店，當時我從書店頂樓的酒館喝完酒出來，結果走錯方向迷了路。

「妳有履歷表嗎？」經理問道。

我遞出履歷。「我的履歷很糟。」我說。「一大堆空窗期，但我喜歡書，我保證我會對你們的客人非常好。」

他要我隔天回來面試。面試結束，他給了我工作，即刻開始上班。就這樣定了，我心想，我要一邊在書店上班一邊寫小說。

起初就像一場震撼教育——工作比我想像困難得多。許多沒禮貌的客人，我的腳和背也痛得不得了。上了幾天班，我才發現我看過的書根本沒有想像中那麼多，我什麼事情都不懂——馬德拉是葡萄牙的屬地？——日子開始步入正軌，我很高興地發現我是個不錯的賣書人。我漸漸累積專業，變得越來越有自信，我找到了屬於我的地方。

幫書上架的時候，我喜歡在腦海構思小說情節，但始終停在構思的階段。這世界的書已經夠多了，沒人需要我進來湊一腳。我手頭沒什麼錢，每個月月底都靠麵包和泡麵維生，但好處是看書免費，因為出版社會寄新書樣書給我們。我每天看一本書，放假時甚至可以看兩本以上。

這份工作最棒的地方是跟陌生人聊書，我累積了一群忠實顧客，經常請我推薦書給他們。有一個優雅親切的老太太會來書店裡，把枴杖靠在櫃檯邊，然後問：「那個愛讀書的姑娘在哪裡？」

我在哈洛斯百貨交了很多朋友，趁著一起站櫃檯時去了解他們的生活。這需要訣竅：我們不能大刺刺地面對面聊天，但可以肩並肩站在一起，一邊注意客人，一邊壓低音量偷偷地交換祕密。我讀了哈尼夫・庫雷斯（Hanif Kureishi）的《親密關係》（*Intimacy*）。書中，他把教外國人英文這件事形容是迷惘之人最後的避難所。我告訴我的書商朋友，我們都大笑起來，恍然大悟我們許多人立志教英文的原因。我們許多人都很迷惘，常沒特別原因一起去洗餐具。

這裡總有源源不絕的節慶氣氛。我們隔壁是寵物店和耶誕世界（Christmas World）。員工休息室聽到不少埋怨，我們才發現耶誕老人石窟中的小精靈薪水都比我們高。頂樓有員工餐廳、屋頂露台和吸菸室。著名美食廣場上的那些高級食物經常會拿到樓上便宜賣，所以有時候我的午餐是一片惠靈頓牛肉或只要一英鎊的龍蝦慕斯。

耶誕節前夕，我在書店地板上哭了三次，因為客人對我很凶。我和約翰一起度過耶誕節——離婚後的第一次。他送我一條心形的蒂芬妮項鍊。他真好。我心想，如果回到他身邊，許多事都會簡單得多。我不再覺得我需要有自己的目標，可以再次和他一起環遊世界，支持他的事業，幫他熨襯衫。我知道這對我們兩人都不是好事。他剛開始重新約會，很享受自己的時光。我一點兒都不嫉妒，只希望他快樂，只希望他再遇見的人不會介意他和我是朋友。少了他我不知道該怎麼辦。

二〇〇三年剛開始，我陷入更嚴重的憂鬱情緒。爸媽仍因為我和約翰離婚而不高興，也氣我瞞了他們那麼久。我的三十歲生日像極了一個耳光，殘忍地提醒我一事無成的人生。這天陰冷有雨，下班走路回家時，因為鞋子破洞，腳越走越濕。沿路全是被人丟在大街上、等著市府收走的耶誕樹。

我開始執著地認為，如果被車撞的人是我不是馬修，對每個人都會比較好。我沒有他健康，又抽菸，所以受重傷的我八成在手術台上就死了，這樣一來就沒有昏迷，也沒有那八年。馬修一定會比我更能堅強面對喪親之痛——他不會在這麼多年後，仍然成天醉醺醺地對任何願意聽他說的人喋喋不休。如果活下來的人是馬修，他會好好過日子，不會像我渾渾噩噩。他會過著豐富的人生，不會因為悲傷和內疚而裹足不前。他會成就一些事情，有個重要的工作，和一個聰明美麗的女人結婚，幫爸媽生聰明美麗的孫子。

我不知如何是好。我因為無法對馬修的死釋懷而感到內疚，但若真的看開了，我也一樣內疚。人生沒有半點快樂，我開始出現自殺的念頭，雖然我不認為我會對爸媽做出這種事。我幻想出現犧牲自我的機會，恨不得可以跑進一間失火的大樓救出一個孩子，或到國外打仗。我拚命想一些意外死亡的方法，但似乎所有方法都會害到別人，或造成別人的不便。不過，我從不認為我是真的想尋死，我只是不想再傷心下去。我想要可以睡上長長的一覺，醒來時感覺舒服一些。

我想起前陣子在一間商店看見有店員在示範如何使用真空包裝機。我站在那裡，看著那台機器吸光塑膠袋裡所有的空氣，好讓衣物可以整齊收納起來，不必擔心被蟲咬。我心想，那就是我的心臟所需要的東西。我需要用真空包裝機把心臟包起來，讓它變得小小的，放進櫥櫃或床底下。等時間漸漸過去，我覺得安全了，再重新拿出來打開。

有些時候我甚至覺得不必採取任何行動，那可憐的心臟說不定會自己停止跳動，把悲傷的血液打進我悲傷的身體裡不過是白費力氣。我的心說不定真的會碎掉，不是以什麼戲劇化的方式，只是決定它受夠了。

事情發展至此，我變得很懼怕馬修。他在我的夢裡辱罵我，指責我，經常穿著藍白條紋的制服，骨瘦如柴地出現。有一次他不斷抓著我的頭去敲桌子，說我當初有機會時應該殺了他，醒來後才知道夢裡敲桌子的砰砰聲是從另一棟公寓頂樓門口傳來的，鄰居喝醉的男友在求她讓他進去，同時替我的噩夢提供配樂。我躺在原地，邊發抖邊抽菸，不知該如何釋懷我想要弟弟死掉的事實。

除了看書外，我成天就是喝得爛醉，為了馬修哭。我下定決心再也不談他的事，把故事鎖起來。我現在的年紀已經不常被問到手足的問題，就算被問到了，我也有準備好的答案。

「我以前有個弟弟，他死了。」我會這樣說。如果他們看起來想往下問，我會加上一句：「那是很久以前的事了。」然後把話題轉移到快樂的事情上。

住在法國時，我用來寫小說的日記和筆記本全放在床底下的兩個袋子裡。有一天我把袋子拉出來，丟進外頭的垃圾桶。我因為那些文字的存在，那無窮的悲傷而焦慮。我有太多背景故事，我想要饒過自己。

我試過快速約會和網路約會，甚至回應了《私家偵探》雜誌的一則廣告，和一個想要情婦的男人出去。有很多客人約我出去，我經常都說好。

有天晚上，約翰到我們常去的一間酒館波尚（the Beauchamp）喝一杯。我幾個哈洛德的朋友也來了，包括麗姿，來自赫布登布里奇（Hebden Bridge）的甜美女孩。我很喜歡她。

隔天約翰打電話給我。「我可以約麗姿出去嗎？」他問道。

「可以，」我說，「但你最好不是只想玩玩而已。」

巧的是，麗姿也喜歡他。她在見到約翰前，就聽我說過所有的故事，所以她明白我們的關係。他們開始交往。

大致而言，有工作紀律對我是好事，每天的例行公事與外在接觸也幫助我不再老是怨天尤人。隨著時間過去，我心想雖然我沒有找到活下去的「最好」辦法，但起碼找到了活下去的「一個」辦法。

二〇〇四年的夏天，我被調去一間在牛津街上即將開幕的全新店面。為了炒熱氣氛，我們必須去了解坐在你隔壁那個人的一些事情，包括買的第一張單曲，然後介紹他們給在場的其他人認識。我的第一張單曲是人類聯盟合唱團（Human League）的〈你不要我了嗎，寶貝〉（Don't You Want Me, Baby）。我隔壁坐著一個叫歐文的荷蘭人，他的是科技合唱團（Technotronic）的〈打氣果醬〉（Pump Up the Jam）。他很高，個性害羞，一隻眼睛殘留淡淡的瘀青。他說是打壁球時弄傷的。我看著他心想，如果你這輩子有打過壁球的話，那我的朋友，我就是荷蘭人了。

我們在新店工作，彼此漸漸熟識起來。我負責辦活動，最喜歡籌備大型的明星簽書會。歐文負責營運。他很安靜，不多話，但什麼都懂。我總是很佩服他認真的工作態度。跟他合作非常愉快，總是出借他那一組的人力幫忙移動店內擺設和安全護欄。有一次，有場簽書會的人潮沒有我們想像的多，他和他倉儲的同事們穿上外套，增加排隊人潮。

幾個月後的某一天，我們喝醉了接吻好長一段時間，爾後卻發現自己坐在牛津街北邊的公雞酒館（Cock Tavern）裡，解釋我不想跟他交往的原因。

「工作是我人生當中唯一沒有被我搞砸的事。」我說。「況且，我現在不想跟任何人交往，也不想結婚或見別人的家長或跟任何人一起住。還有，我不想要小孩。」

「妳應該再跟我出門約會喝一杯，繼續深入討論。」他說。

於是，我們開始約會。他很體貼，沒什麼好奇心。他看起來對人沒興趣，比較喜歡鳥和動物。我喜歡他不多問我的過去。我不再寂寞，最後我搬去奇司威克（Chiswick）和他一起住。我們戒了菸，花很多時間沿著河岸散步，去了一趟皇家植物園，他在那裡教我用荷蘭語講不同種類的鵝。過了一段日子，我決定帶他和爸媽見面，簡單扼要地把馬修的事告訴他。

「我以前有個弟弟，他已經死了。」我說。「我不想談這件事，可是我想你和我爸媽見面前應該先知道一下，以防萬一。」

當然了，我和爸媽都沒有提到馬修，因為我們從來沒提過——我們發現太痛苦了，便不再談論他。我知道歐文不太可能問一些刺探性的問題，但我心想還是小心為上。

幾個月後，我們去爸媽位於卡爾頓的房子度假，在那裡攀岩、游泳。有天早上，我們在一起吃早餐時，隔壁鄰居的貓莉莉跑來跳上我的大腿。

「莉莉這段日子非常傷心。」媽說。「她的兄弟李奧被車撞了，後來她就一直悶悶不樂，無精打采的。」

「不過她現在看起來好多了。」爸說著，伸手搔她的下巴。

「妳可以和她聊一聊。」媽說。「妳可以說：『喔，莉莉，我的弟弟被車撞了，我也很傷心。』」

這樣提到馬修很罕見，但很可愛無害，我們都笑了起來。

「不過我花了比較長的時間才熬過來就是了。」我說。

「沒關係。」歐文說。「貓和人過的時間不一樣。」

但願我終於可以稍微對馬修的死釋懷。那次放假期間，我寫了一則短篇故事。故事裡我們把馬修的骨灰埋進了花園。內容根據我們的真實經歷，但埋葬骨灰那部分是虛構的，因為我不確定他的骨灰究竟到哪兒去了。我不認為我們會向殯儀館領回骨灰，但也有可能我們妥善處置好了，甚至辦過了某種儀式，只不過我忘記了，或醉得想不起來。也有可能媽會跟我說他們在幾年前就已經把骨灰撒進大海，只是不想拿這事煩我。我不確定我聽到了有什麼感覺。因此我寫下了我的故事，拿給爸媽看。他們很喜歡，慶幸我似乎漸漸釋懷了，雖然他們沒有主動透露骨灰到底去了哪裡，我也沒有勇氣去問。

## 新生活

這些年來，我一直以為我不想要孩子。我差點沒能熬過失去馬修的痛苦，現在仍然深陷悲傷和內疚之中，所以創造一個新生命去愛看起來實在太危險。我怎能承受再失去一個人的風險？

三十五歲生日後不久，情況改變了，但不是因為什麼老套的理由。我去了一場新書發表會，作者告訴我，她低頭看著自己的孫女時，在小女孩的新面孔上看見了她的女兒。「我認識妳，」她對小女孩說，「我以前見過妳。」

在那一刻我知道了，我想要一個小孩。

以馬修的名字幫寶寶命名並不是計畫中的事。我一直覺得以不幸身亡的親人當作寶寶的名字有點矯情，所以我們進產檢室時，準備和夏綠蒂‧蘿絲或是丹尼爾‧貞見面。但就在超音波檢查醫生說肚子的寶寶是男生時——她是邁阿密人，用輕微的南方口音說：「喔，沒錯太太，他是不折不扣的男生。」——我改變了主意。

「那就叫丹尼爾吧。」我們努力看著螢幕上模糊的寶寶身影時，歐文這麼說。

「其實，我想叫他馬修。」我說。「可以嗎？」

「當然可以。」他毫不猶豫地答應了。

歐文對我反覆無常的個性適應得非常好。不久後，我問他如果我改變主意想要結婚的話他怎麼想？

「我覺得很好。」他說。幾個禮拜後，我們前往列治文地政事務所，後來邀請三十位賓客來到一間可以俯瞰河水的餐廳用餐。約翰是見證人，麗姿朗誦誓詞。有些人看見我和約翰的關係始終親密而困惑不解。我只是簡單解釋說我把他看作我的手足。

小馬修在二〇〇九年的夏天出生。催生過程中出了一些差錯，陣痛了無數個小時後，最後決定緊急剖腹。爸坐在醫院裡的咖啡廳等待消息，那是第一次他在一天內看完一本書。媽和歐文都在身邊陪我，但只有一個人可以進手術房，我覺得我需要母親，所以她穿上藍色手術衣，看上去合適極了。小馬修從我體內拿出來時，她也是第一個抱到他的人。

「妳母親真是太棒了，」助產士低聲說，「她沒當醫生太可惜。」

產假結束回到工作崗位時，我下定決心不要浪費時間。我有了新工作，在一間叫快讀（Quick Reads）的文化慈善機構上班，提供輕薄的書給信心不足的成年讀者。我對慈善機構、募款和政府組織一竅不通，所有事情都讓我不知所措，但很快就愛上了與那些讀寫能力不佳的人在一起的時光，並且從他們過生活的方式獲得啟發，更懂得謙遜。

工作做了一陣子，我和英國空軍特勤隊的英雄以及驚悚小說家安迪・麥克納布（Andy McNab）一同拜訪了本頓維爾監獄（Pentonville prison）。安迪是在少年感化院被徵召入伍的，他相信是軍中教育改變了他的人生。「是人都會犯錯。」他對著一屋子的囚犯說道，「下一步該怎麼做才是重點。」我感覺到頸背的寒毛豎了起來。我知道那一刻在場的每一個人都希望讓自己的人生變得更好。我環視整個房間，這些人大多沒有我所擁有的教育優勢，也沒有良好的家庭教育，如果連他們都可以正視自己的心魔，重新振作起來，那麼或許我也做得到。

我開始談起我的父親和他多年來對閱讀的掙扎和努力。我發現在我分享了他的故事後，所有人和我相處時變得沒那麼拘束——也更願意信任我，知道我不會看不起他們。

「謝謝妳跟我們分享妳爸爸的事。」一個參加監獄讀書小組的男人說。「我真的很吃驚，一個和我處境類似的人竟然能夠養大一個像妳這樣的女兒。」我聽了非常感動，忍不住心想我表現在外人面前的模樣和我內心真正的感覺肯定非常不同。

快讀是兼職工作，所以我又找了另一份工作，為《書商雜誌》（*Bookseller*）撰寫書評。我以前在哈洛德百貨休息時間的吸菸室經常讀那份雜誌，想到要是過去那個年輕的自己知道我現在的樣子，一定會很高興。我開始在廣播或電視上談論書，不再感到迷惘，或覺得自己像個敗類。大家不斷告訴我我有多棒，過了一陣子後，我不再覺得自己是冒牌貨，或回頭看看他們是不是在說另一個人，學會接受讚美。我知道我沒有呈現我的全貌：我覺得自己好像脫衣舞孃，用扇子和各種手法遮掩我羞於讓別人看到的部位。我總覺得如果他們認識真正的我，一定沒有人會喜歡我的。

我還是很傷心。我擁有那麼多值得高興的事，卻高興不起來，這件事同樣讓我煩惱。我有個那麼可愛的兒子，父母健在，而且身體健康，工作又充實，我怎能傷心呢？

我們去拜訪歐文位於埃德姆的美麗家鄉，那裡的雨下個不停，我覺得憂鬱的黑色觸角想要伸手抓住我。我有天閒來無事點開一個推特連結，讀到《時代》雜誌一篇「世界十大昏迷案例」的文章，讓我剩下的假期天天以淚洗面。我痛恨那篇文章的輕浮語氣——他們把小說角色和真實悲劇相提並論——而一張張目光空洞的照片更是讓我想起馬修。但最叫我傷心的是讀到有人在多年後奇蹟甦醒的紀錄。那才是我真正的噩夢。

回家後，我覺得內心空虛，全身疼痛，經常出現劇烈頭痛。每天起床都是掙扎，感覺好像有鉛塊纏住我的雙腳。

我去看醫生，做了些檢查，後來想起以前身體所有的毛病都是心理因素引起的，所以我去找了心理醫生，想知道為什麼會這樣。她說她不知道，但我有很多沒有發洩的悲傷情緒。接下來的一整年，我每個禮拜都會對她哭上五十分鐘。有點成效，我的疼痛減輕了，但仍不確定問題有沒有解決。

有一天，我用光椅子旁邊的一盒面紙，心理醫生打開我隔壁的櫃子準備再拿些面紙時，一大堆面紙滾了下來。一個想法突然跳進腦海，讓我忍不住放聲大笑。我編了個故事，想像有個心理醫生站在收銀台前，抱著一大堆面紙要買給她所有的病人擦眼淚，那些她其實並不在乎的病人。然後，我又會因為自己容易分心而覺得內疚。我看出來我一直進行這樣子的思考過程。我對馬修感到傷心，我讓自己分心，然後因為能夠在某件事上面找到快樂而內疚。我還記得車禍後我第一次大笑的時候。我正在朋友家，她男朋友說了一件有趣的事。

我怎麼能笑？我心想。我怎麼能笑？

有時候，為了緩和我的痛苦所帶來的沉悶氣氛，我會想要逗心理醫生笑。我告訴她上個禮拜發生的瑣事，表現出自己有進步，沒有一直鬱鬱寡歡。

「我看得出來妳很會逗人開心，」她笑也沒笑地說，「我看得出來妳非常注重隱私，學會用幽默當作防禦機制。妳不需要討我開心。」

「我一輩子都會這麼痛苦嗎？」有一天我覺得我永遠無法停止哭泣時這樣問她。

「有些人必須靠自己做很多的努力。」她告訴我。

不久後，我就再也沒去了。

幾個月過去了，我不太確定接下來該怎麼辦。接受自己永遠都會有點不開心？盡量不要去想？找另一個心理醫生？我並非時時刻刻都那麼悲慘。我可以從與親朋好友的相處以及工作上找到樂趣，但內心深處永遠有一股暗流，一個低沉的背景聲音。我開始把它想像成情緒上的耳鳴。

我越來越懂得控制自己。我讀了一些教人如何快樂的書籍，有時候挺有用的。我學會少看點新聞，少喝點酒，寫了感恩清單。如果情緒不是太低落的時候，清單可以發揮一點作用，但偶爾會讓我覺得更糟。遇到心情不好的日子，我會看著清單，想著我有那麼多事情值得感恩，卻無法激起感恩的心？我怕有一天這些感覺會毫無預警地長大，讓我脫序。耳鳴會變成耳聾，耳膜也會爆炸。我會發現自己拿著幾瓶雪利酒，坐在河岸邊，口袋裝滿石頭，最後落得一文不值或死在水溝裡。

有一天在超級市場，我拿出錢包準備付帳時，小馬修說：「媽咪，那是誰？」

他坐在推車裡，指著我隨身帶著和馬修小時候一起拍的那張照片。我不知道該說什麼。我從未想過自己的孩子到了某一天也會問我兄弟姊妹的事情，我必須找到方法解釋。我把簽帳卡給他，請他交給收銀員，藉此轉移注意力。但我知道我必須好好思考該如何回答。「我以前有個弟弟。他死了。」這種答案對我那好奇心十足的孩子是不夠的。我也不希望小馬修在充滿祕密的環境下長大。

# 內疚的理由

「妳必須寫下來。」我的新朋友湯姆坐在韓國飯店裡的一間酒館說。

我們與英國文化協會的人一起出差，來到有地瓜拿鐵和抹茶冰淇淋的國家叫人非常興奮，我們一整天都和藝術工作者、老師和圖書館員談論閱讀的重要性。喝到第二瓶酒的時候，湯姆問我有沒有私下寫些東西。大家常問我這個問題，而我向來把這個話題帶過，但不知為什麼，可能是因為我們離家有半個地球遠，或只是因為湯姆是可以推心置腹的那種人，總之我告訴他馬修的事——我說我沒有勇氣寫他，但每次不管寫什麼，他總會跳到頁面上，要求被人看見。

「反正先寫下來就對了。從葬禮那天開始，從忍著不在葬禮上笑出來那邊開始。」他建議道。

隔天，湯姆送我一本在博物館禮品店買的藍色筆記本，回程的飛機上，我把那場葬禮寫進了筆記本裡。

這些年來，每當文字源源不絕湧上來的時候，我嘗試著寫下來。我勉強寫下車禍當晚的故事，但就一直卡在那裡。因為我無法忍受自己去想，自己從拒絕承認馬修被擊敗，到認為他非死不可的心理演變過程。每次寫著寫著變得太困難的時候，我就會直接罷工。然而現在，我透過工作看見許多人無法清楚表達他們的經驗時，要繼續說下去有多困難；看見監獄裡的人掙扎著為自己的負面人生找出意義，認真面對自己的內疚時，我決定也要為自己試試看。

我列了一張清單，寫下我覺得內疚的理由。

我很內疚我希望弟弟死掉。

我很內疚我不喜歡照顧他。

我很內疚我無法忍受去療養院看他。

我很內疚我無法面對他生命中的最後十三天，而不得不逃回倫敦去。

我很內疚去享受各種事情。
我很內疚我不能純粹地享受各種事情。
我很內疚有開心的感覺。
我很內疚沒能開心一點。
我很內疚變得這樣意志消沉。
我很內疚當別人一無所有的時候，我擁有那麼多。
我大笑時很內疚。
我大哭時很內疚。
我讓其他人心情不好時很內疚。
我很內疚我無法看開。
我很內疚我會有看開的那天。

就是這樣，我心想。這就是問題所在。這些內疚感像一顆巨大的腫瘤在我內心潰爛，充滿毒素，一碰就痛。每次我想把它刺穿，都無法鼓起勇氣。現在，我下定決心要戳破它。

# 回歸塵土

一個月後，我和媽坐在約維爾火葬場的停車場裡。我們有幾分鐘的空檔，然後就得進去參加她表親蘇的葬禮。

我深吸一口氣。

「我們有沒有對馬修的骨灰做些什麼？」我問道。

「沒有，我們一直沒有去領，」媽說。「不敢去面對。肯定還在那裡，在龐頓先生家。」

葬禮承辦人龐頓先生在斯內斯大街上的一個角落經營一間DIY商店，掛著白底綠字的招牌，就位於鐘與花冠酒館的對面。有時候爸需要工具幫忙修理酒館的東西時，我會和他一起過去。我喜歡油漆、膠水和木屑的味道，也喜歡那些裝滿螺絲鐵釘的塑膠桶。

我坐在車內時，想像有個密室，一整排沒人領取的骨灰罈就放在一個特殊架子上，裡面裝滿骨灰，外面覆蓋一層薄薄的灰塵。我想像骨灰罈對彼此竊竊私語，好像哈利波特會出現的情節，希望馬修遇上了有趣的人可以聊天。

「妳要的話我可以寫信給他，」媽緩緩地說，「問他們還有沒有留著。」

「我想我們可以去看看，」我理智地說，「也許他們不會保留一輩子。」

空氣頓時充滿那些未說出口的問題：他們手上還有馬修的骨灰嗎？萬一他們有政策規定只保留十年，之後所有的骨灰都一併倒進大眾坑怎麼辦？如果說我們等了太久呢？再說如果真的拿回來了，我們該怎麼處理？撒到大海裡？

我們沉默地坐著。我和老媽向來無話不談——隨時都在聊天；但這是我們不敢踏進的領域。

「我正在試著把這一切寫下來。」我說。

「這樣好嗎？不會讓妳不高興嗎？」

「目前為止都很好。」我說，不想讓她擔心。「妳還留著妳的日記和那些剪報嗎？」

「是的，我都留著以防妳想要寫。我一直都覺得妳會寫。妳想怎麼用就怎麼用吧，但小心別讓自己太難過，凱西。」她嘆口氣。「要是太痛苦了，記得停筆。」

我們走進火葬場，坐在教堂後方的長椅上摟著彼此。光是參加葬禮對我們而言就是很大的進步。多年來，我們面對死亡的唯一答案就是逃避。我們因為不願意參加葬禮，得罪了許多親朋好友，但又無法解釋原因。

結束後，所有人魚貫經過一片荷花池，繼續前往蒙塔丘特（Montacute）的教堂進行儀式，神父說：「今天是難過的一天，但蘇不會希望我們難過。」說完對不肯乖乖坐好的孩子們露出慈愛的微笑。接下來去了南奧德康（Lower Odcombe）村公所，我在那裡看著我的孩子愛上他其中一個表妹，然後媽告訴我，在將近四十年前蘇和連恩的婚禮上，我就在這裡踏出了人生的第一步。我算了一下，心想馬修那時還在她的肚裡蹦蹦跳跳，準備在隔年二月呱呱落地。但我沒有說出來。我很難過，但願自己沒有這種感覺，或者該這麼說，恨不得可以把我所有的悲傷奉獻給蘇和她的孩子。該難過的應該是他們。我應該只有同情，並感激我的母親在這裡和我說話，我的父親以他的孫子為傲。但一如往常，我又沉浸在自己的悲傷裡。

「誰想得到這老頭子身上有那麼多血。」這是馬克白夫人說的。她在《馬克白》這齣戲劇裡因為內疚而發瘋，是在這一切發生前我在學校學到的。

誰想得到那個年輕女孩身上有那麼多眼淚，我常這樣想到自己。

回到倫敦，我告訴一個擔任善別輔導員的朋友沒去領骨灰的事，她說這很常見，尤其是那些叫人難以接受的死亡，特別是孩童。這個答案出乎我的意料：我一直以為這是我們家不可告人的祕密。想到其他人也捨不得永別，我感覺好多了，沒那麼孤單。

# 學會飛翔

康瓦爾郡的夏天陽光普照。爸媽很高興能陪在小馬修身邊，帶他游泳以及到潮間帶玩耍，替他在花園搭了一個鞦韆。我看著他們，赫然發現我重新體驗了已經遺忘的童年片刻。每場遊戲、每次擁抱、每個笑話都是我和馬修小時候的回憶。

一天下午，小馬修盪鞦韆盪得正高時突然放手，飛進樹叢裡。他沒有受傷。

「你為什麼要這樣？」爸問道。

「我想看看放手會怎麼樣。」

我忍住沒有斥責他，或規勸他小心點。我不想讓他感覺到我有多替他害怕。

小馬修玩蛇梯棋時就沒那麼大膽了，每次沿著長長的蛇摔回蛇尾巴的時候總是哭。

「真可惜。」媽說。「但你必須繼續努力，祈禱很快就會走到另一個梯子底下。」

馬修車禍後的那年就像玩了一場殘酷的大型蛇梯棋，不同的是棋盤上沒有梯子，只有一大堆蛇。我們緩慢地往前走，彷彿骰子永遠都擲到一點，在物理治療師那邊一點一滴地進步；然後每走幾格，一條化作嚴重癲癇的巨蛇就會讓他一下子摔回起點。也許人生就像一場蛇梯棋，但大部分的時候不必盲目地擲骰子。你可以尋找梯子，思考策略對抗那些蛇。

我和爸媽沉默了好多年，光提起馬修的名字就痛苦不已，但現在已經開始可以侃侃而談了。起初說得結結巴巴的，擔心，猶豫，唯恐傷害對方，但我們始終鍥而不舍，最後總算順口許多。我承認馬修經常占據我的腦海，雖然我不想讓他們擔心，但也明白不能再這樣隱瞞下去。

我解釋我好像隨時都會被回憶突襲，可能是看見有人雙手扭曲地坐在輪椅上，頭上露出腦部手術的疤痕時。小馬修的配方奶讓我想起安素，還有一次約翰打電話給我，炫耀他那大到不行的新電視就和歐文的身高一樣寬時，我滿腦子想的都是新電視比馬修短五公分。

「我希望可以消除人生中那八年的記憶。」我說。我告訴他們從十七歲到二十五歲那段期間，我寧願沒有活著。我認為我不該被迫去承受。任何人都不該被迫去承受。「我希望可以為那些年按下刪除鍵。」我說。全選，刪除。

說出實話叫人如釋重負，當然，他們從容地接受我所說的一切。坐在花園裡或漫步在法爾茅斯的海邊時，我們就這樣一直聊個不停，好像以前在斯內斯沿著河岸散步的那些時光。

我坐在爸媽小小的客廳裡翻閱相簿。我找到一張關於爸的泛黃剪報——「來自科克的年輕水手」——在十七歲那年救了一條人命，榮獲皇家人道協會（Royal Humane Society）頒發的獎章。我記得我和馬修把獎章帶到學校參加說話課。我看著爸媽的結婚照片，爸那雙閃亮的眼睛散發著無憂無慮的喜悅，媽看起來比爸緊張，不習慣被當作全場的焦點。他們看起來好年輕——的確很年輕：十八歲和二十二歲。我也在照片裡，一條看不見的蝌蚪在媽尚未隆起的肚子裡扭來扭去。

所有的人都說這場婚姻不會持久，一個是文法學校的模範生，一個是把她肚子搞大、身上有刺青的愛爾蘭文盲。但媽一聽見爸開口說話就喜歡上他了。她從未聽見他那種腔調，像音樂般輕快美妙的陌生嗓音。她當時正好在學校讀莎士比亞的《暴風雨》，感覺就像米蘭達初次見到腓迪南的情景：「啊！美麗的新世界，有這樣的人在裡頭！」他告訴她他的童年生活，說到耶誕節早上起床發現襪子空無一物的時候，她就決定她要讓他的未來充滿愛。

爸媽搬回媽小時候的房子，撕掉層層壁紙時，發現了爸的名字。那是她和她父親以前在裝潢房子時，她偷偷刻在牆上的。爸媽讓名字留在原處，在四周掛上一個畫框。他們坐在沙發上時，那個名字就在上方俯視他們。過了四十多年，他們仍是我見過最恩愛的一對。

相簿還有好多好多：胖嘟嘟的我和馬修一起在旅行拖車上的水槽裡洗澡，在七〇年代橘棕色調的裝潢背景前拆禮物和演戲。有幾張耶誕節照片裡我似乎一直在吹直笛，大家想必都「大飽耳福」。我找到一張唱片機的照片，它就是〈雪人霜霜〉歌詞消失那樁懸案的代罪羔羊。還有跟堂親黛比、泰奇、凱文在愛爾蘭的照片。泰奇和凱文穿著一模一樣的手織毛衣，馬修吐著舌頭。

我們漸漸長大。我從一個胖寶寶變成愛幻想的文靜小女孩，再變成活潑的青少年，頂著一頭金髮和失敗的藍色眼線。拍照時總是扮著鬼臉、裝模作樣、開懷大笑著。我不願意去想那年輕的自己曾經充滿傻勁的快樂時光，竟維持得如此短暫。

我發現回想車禍前的快樂時光幾乎和想到後來發生的事一樣痛苦。我知道我應該努力不讓那場車禍毀了我的回憶。

回倫敦後，有一次在皮卡迪利地鐵站，一個街頭藝人突然演奏起〈希望你在身邊〉，我好不容易才沒有在手扶梯上崩潰。這件事激勵我把所有讓我想起馬修的歌做成一份音樂播放清單，每天反覆地聽，感覺好像我在慢慢討回我的家人。都柏林人樂團（The Dubliners）、電光交響樂團（ＥＬＯ）、格里・拉夫提（Gerald Rafferty）。清單第一首歌是〈馬修的破布〉（Mattie's Rag），爸每次出遠門回來或上完大夜班回家時，總愛唱這首歌給我們聽。

我記得爸出差去杜拜那一次我有多麼想念他。我曾經溜進樓梯底下的衣櫃間裡，用他的外套把自己裹起來——內襯是絨毛的那件藍色格紋羊毛大衣——聞他的味道。

我們曾是如此幸福快樂的一家人。

並非所有突襲的回憶都是不好的。我買了幾套新睡衣給小馬修，其中有幾套設計成超人裝的樣子，附上可拆卸的披風。在我幫他穿上睡衣，一邊調整魔鬼氈的時候，他眨著長長的睫毛抬頭看我，有點害羞地問：「媽咪，可是我不會真的飛起來對不對？」

「是的，寶貝。」我說，然後沒來由地，我想起和馬修還住在杏樹大道時，曾經用毛巾做翅膀，練習從沙發上飛出去。我們輪流爬上沙發。媽問我們在做什麼的時候，我們告訴她：「我們在學飛。」

所以，我和弟弟一起學飛，那時我們的年紀差不多跟我兒子一樣大。我不記得我們多常這樣玩——不管是幾分鐘、一下午，或三不五時玩的遊戲——但我確實記得有這件事。在我以為我對弟弟車禍前的所有回憶都已經遺忘殆盡的時候，這就像最珍貴的禮物。

# 絕望箱

我從爸媽家收到了在我眼裡象徵著絕望箱的一箱東西。我帶回倫敦，幾個禮拜以來都放在房間角落，我偶爾會緊張地朝箱子看幾眼。

有天早上醒來後，我決定把箱子打開，把所有東西攤在沙發上。首先，我看見媽寫在紅色筆記本裡的日記，翻開的那幾頁顯示我記錯了車禍當晚從龐特佛雷特到里茲那段路的事情。我一直以為我是一個人坐在後座，事實是媽坐在我的旁邊，拚命安慰痛哭失聲的我。

我找到馬修的測驗證書和一張書店的十英鎊禮券，我代替他去學校的頒獎晚會連同獎盃一起領回來的獎品。他的成績單上寫著他是個聰明好學但容易分心的學生。我讀了一些他寫的報告，指尖劃過他的筆跡。

我再次感到馬修的驟變所帶來的不幸，失去他好好一個人的悲哀，但我也為牽連其中的每個人感到疼惜和憐憫，包括我自己。我花了那麼多時間沉浸在內疚的情緒之中，擔心我讓馬修和爸媽失望。我心想，也許現在我應該單純地為了那個看盡弟弟生死的女孩感到同情。她當時非常年輕，對自己非常嚴苛，經歷過真的很悲慘的狀況。

我看著剪報上馬修帥氣的臉龐凝視著我，讀到他其中一位醫生說「馬修・米特恩是我生平見過腦部損傷最嚴重的病人」時，我看見另一個讓我內疚的原因：我應該要加倍努力讓自己釋懷，應該要細數我的福氣，繼續過生活。但我看著所有記錄著這段旅程的筆記本和日記時，我知道不可能有一顆心能夠毫髮無傷地度過這一切。我漸漸覺得也許我應該正視我的內疚，在未來不要對自己那麼嚴苛，稍微放過自己一些。

# 長期意識障礙

我想知道報紙上那些昏迷多年後甦醒的案例是怎麼回事，也想知道從馬修發生車禍後的這些年，相關的醫學技術或法律有沒有進步。但我並沒有做任何行動，因為我害怕這會誘發我在荷蘭讀到那篇昏迷文章時的那種強烈絕望感。然而，我還是毅然決然地鼓起了勇氣，媽也說要幫忙。是她在倫敦皇家內科醫學院找到不久前發表的一篇有關「長期意識障礙」的文章。我在讀的過程中漸漸有種解脫的喜悅。

**「為植物人狀態的病患移除營養與水分臨床協助（Clinically Assisted Nutrition and Hydration）的法律先例始於一九九三年東尼・布蘭德的案件。東尼・布蘭德在一九八九年希爾斯堡慘劇受傷，造成腦部嚴重缺氧。判決結果，法院認為為植物人狀態的病患移除營養與水**

分臨床協助是合法的。本案確立後，保護法庭（Court of Protection）收到了超過四十份請求為永久植物人狀態的病患移除營養與水分臨床協助的案件，規定的書面證明也獲得批准。

「一旦確認病患處於永久植物人狀態，法院便接受進一步的治療是無效的。考慮移除包括營養與水分等所有維生設備不僅正確，而且有其必要。事實上，持續給予治療讓病患以那樣的狀態延續生命，一味認為是為了病患著想，可能有侵犯人身的嫌疑。」

我愛上了那段文字：「不僅正確，而且有其必要。」我感覺到責任的重擔轉移了。

「早期傷勢嚴重的階段，醫院會告知許多家屬說病患可能活不了。一旦病患倖存下來，儘管機率再渺茫，家屬仍相信會有奇蹟出現，把病患看作『鬥士』，深信他們會克服生理障礙，恢復健康。」

沒錯！我記得我們堅信馬修在足球場上展現的體力和決心會轉化成康復的動力。

「然而，如果事後回想起來，耗費心力拯救病患性命，到頭來可能會後悔。一個家族成員說：『早知如此，當初他們要是來不及趕來搶救查理就好了。』

「就連在前幾個月或前幾年積極採用各種治療法的家屬，也可能改變想法，重新思考未來合適做法。」

說得對極了。我想起在基林貝克醫院那次，我們決心為馬修醫治容易引發肺炎的肺感染症狀。努力延長馬修壽命的那段艱苦日子，現在才漸漸明白只是枉費心機。

**「有時候，向法院申請移除的對象（及費用）會落在家屬身上。世界衛生組織指南更新小組（DGD）認為這是不對的。法院申請的訴訟費應該由負責的公共機構支出，發起申請的重擔應該落在臨床組織或委託照顧的機構上。」**

我們都太自責了，覺得是我們放棄了對方。我曾一度覺得自己是個殺人凶手。

## 安寧照護的挑戰

在植物人狀態下垂死的病患在管理上碰到諸多挑戰，條列如下：

死亡過程通常很漫長，死亡時間難以預測。

大腦嚴重損傷的病患通常有複雜的痙攣現象和不自主的動作，需要熟練的位姿處理技術（postural handling techniques）和特殊設備，這些在一般的安寧照護場所通常是沒有的。

在植物人狀態下垂死的病患經常表現出「生理痛苦」的徵兆，儘管病患本人並沒有意識，卻讓家人和護理人員不忍目睹。

**在這些困難的情況下實施安寧照護經常挑戰著護理人員的極限。基於這些理由，對植物人病患的安寧照護需要基於團隊合作的方式，以及安寧照護專家和神經障礙管理人員之間的密切協調，再加上有效的藥物治療，以支持不幸的家庭成員，同時也支持護理小組。**

這份文章我讀了一遍又一遍，並從中獲得極大的慰藉。許多有關家屬重擔的議題都寫得非常有道理。我讀到原來臨床醫生必須受過特別訓練，移除過程對每個人都很痛苦，應該導入專家諮詢，覺得自己沒想像中懦弱了。我沒有生氣——我不覺得這是任何人的錯——但我希望如果現在換成其他人，事情不會像我們這樣的方式發展。當初真的不應該只有爸媽兩人獨自在平房裡，外加一大堆二氮平鎮靜劑。

絕望箱裡所有馬修的醫療報告偶爾會提起我，提起我的心理問題，我的精神狀態，我對他的情況無法忍受的情緒。讀到這篇文章，我才明白這些問題一點兒也不奇怪，我不奇怪，我的家庭不奇怪，除了我們碰上極度殘酷和奇怪的處境。

# 不完美的世界

研究成功後，我變得樂觀許多，決定重新探訪里茲醫院，因為我太多故事都在那裡發生。我寫了封電子郵件給醫院，他們說教堂的牧師會帶我參觀。

一下火車，所有的人事物都看起來不一樣了，我不認識這個地方。我買了一杯咖啡，緊張地找零錢。等我來到戶外有個大型棋盤的市政廳時，才踏進了熟悉的領域。

這些年來，我經常想起那間小教堂，想起我離開馬修的床邊去那裡禱告的那一晚。我憑過往的印象，以為會看見一間不分教派的教堂，木頭打造，四四方方的，在地下室悶不通風。等我到了那裡，看著彩繪玻璃窗和祭壇，糊塗地發現我一直都記錯了。

珍牧師很慈祥，我知道我被交付在一個專業可靠的人手中。她帶了一本講述教堂歷史的小冊子，給我看彩繪玻璃上病人的慘綠臉龐。我驚覺現在已經太晚，不能在教堂閒晃了。教堂九點半關門，因為他們發現太多人在祭壇後面使用針筒。我問她能不能看看其中一間讓家屬過夜的那種病房，好奇那狹小的白色房間是不是我記憶中的樣子，但早已經沒有了。我站在祈禱樹前，讀著那些為了心愛的人焦急煩惱的祈求，我希望我也可以為他們祈禱。希望一切順利，我在心裡說著，如果沒有，希望後果不會太殘忍；不會像我一樣拖了那麼久。

珍告訴我他們每年在耶誕節前都會舉辦寶寶追悼會。有一年，四位朋友在當地報紙看見廣告後攜伴前來。她們都是八十多歲的老太太，都失去過寶寶，但從未對任何人提起，直到報紙上的廣告鼓勵她們採取行動。她們一人拿著一朵玫瑰，為了失去的寶寶哭泣。我很驚訝她們這些年來一直隱瞞著自己的悲傷故事，大概有五十年、六十年之久。

我和珍透過電子郵件討論過，我不能參觀加護病房或其他已經被移走的病房，但她帶我去看一間老式病房，與馬修當初待過的很類似，又帶我去參觀新式病房，現在動過大腦手術的成年男性病患出了加護病房後，就會轉到那邊去。

空氣中有種新鮮水果的氣味，與我以前每天早上幫馬修的頭髮噴上的芒果口味防頭蝨噴霧很像。我們經過病房區，來到戶外花園，以前好天氣時，我們都會推著馬修到這裡來。然後再一路走到改裝過的食堂。一切今非昔比。現在多了屋頂露台，還有一間咖世家連鎖咖啡店。

我們站在食堂角落聊天，現在已經改名叫美食廣場。

「我可以問妳一個假設性的問題嗎？」我問珍。

「喔，儘管問。」她笑著說。

「妳覺得一個大腦嚴重損傷的病人，他的靈魂在哪裡？」

我為此煩惱了好多年。一個虔誠的教徒會覺得馬修的靈魂在哪裡，又是在何時離開他的體內？

「我深信慈愛的上帝會好好保護我們的靈魂。不過我知道這是個不完美的世界。」

我不太確定我理解她的話，但我喜歡珍。我們聊到信仰的優點，聊到對一切產生懷疑時，不知道該相信什麼的困境。

後來我向她道謝，離開醫院，經過剛剛的大棋盤，回到火車站。

回倫敦的火車上，我在想為什麼重新拜訪醫院沒有想像中痛苦，才發現我已經做好準備見到那些會讓我想起馬修的病患。我根本不必這麼做，因為我們沒有看見任何和他一樣的病患。他的病情就是如此罕見。

根據「長期意識障礙」那篇文章所提到的，自從一九九三年東尼・布蘭德的案例成立後，共有四十個成功申請移除營養與水分臨床協助的例子。中樂透的機率都遠遠大過因為移除維生系統而死亡。我好奇統計數字是怎麼呈現的：多少人車禍後動過大腦手術，多少人活下來，多少人恢復有意義的生活，多少人有嚴重的神經損傷，多少人成為植物人狀態。

有人完全康復嗎？馬修真的有可能恢復原來的自己嗎？我想起在報紙上那些奇蹟甦醒的案例，卻不記得有任何真正的例子顯示有人脫離了那可憐的狀態。從來沒有人對我們說過：「喔，妳一定要見見潔米／麥可／鮑伯——他呀曾經昏迷三個禮拜，然後陷入植物人狀態好幾年，可是現在像個正常人跑來跑去。」像這樣的事從來沒有發生過。

我需要找到更多答案，隔天我又把報告讀了一次，希望可以找到願意和我聊一聊的相關人士。瀏覽作者名單時，我發現潔妮・基青格（Jenny Kitzinger）不僅是卡迪夫大學（Cardiff University）的教授，本身也有相關經驗；她妹妹在一次車禍後陷入嚴重昏迷。知道她也親眼見過手足逝世，讓我有勇氣寫郵件問她是否有統計資料顯示大腦受創及動過手術後的可能結果。潔妮立刻回信邀我聊一聊。我抖著雙手打電話給她。她告訴我，可靠的統計數字難以取得，但估計英國約有六千人處於植物人狀態。她的個人研究聚焦在收集腦損傷病患的家屬經驗，分享給醫學專家、執業醫師和其他家庭。我們在電話裡聊了超過一個鐘頭，潔妮問我願不願意為她的專題接受拍攝採訪。我立刻就答應了。她很友善且知識淵博，我很慶幸我不再覺得孤單。

「我可以再問妳一件事嗎？」我說，緊張得心怦怦跳。

「當然。」

「我常常為了這件事在煩惱。我在內心深處知道馬修的身體已經不行了，他的大腦無法挽救，但那些昏迷好多年後醒過來的案例是怎麼回事？我不明白。」

「這個嘛，」潔妮說。「我們確實常聽見一些神奇的故事，但基本上那些人的病情沒有報紙上說的那麼嚴重，復原情況也沒有報紙上說的那麼戲劇化。報紙總喜歡報導精彩的故事不是嗎？」

我聽了如釋重負。但後來才發現我早該知道了。同樣情況曾經發生在我們身上，報紙上曾說馬修的成績觸發過他醒來微笑。我們的故事也為不實的想法添上一筆，大家都以為腦部重創的人可以藉由好消息治癒病情。

幾個禮拜後，我來到卡迪夫，坐在眺望珀納斯海灣（Penarth Bay）的潔妮家中。她拍攝我從頭到尾哭著講完整個故事。我淚流滿面地告訴她在救護車上的那段路程。

「我以為我不會這麼快開始哭，我根本還沒講到不好的部分。我發現談論車禍挺簡單的，因為和後面發生的事比起來，並不算痛苦。」

「什麼意思？」

「那只是整件事的一小部分。馬修車禍後，我累積了太多不想知道的傷心事。車禍當晚我體驗到當最心愛的人瀕臨死亡是什麼感覺，那個時候是很難熬，但根本排不上十大最慘時刻。」

我談到希望一點一滴破滅的感覺，談到我希望馬修死掉的內疚感。

「希望馬修死掉讓我覺得我不再是原來的自己。這對一個人的靈魂真的有不良的影響，顛覆了妳以為妳應該是什麼樣的人，以及身為一個好人應該有的想法。」

潔妮問我認為我的父母是不是也應該感到內疚。

我嚇了一跳。「不，當然沒有，我當然不這麼想。」

「那妳為什麼就應該內疚呢？」

隨之而來的沉默中，我感覺到我的世界有了變化。對啊，為什麼呢？

我問到其他人是否早知道病患的希望渺茫。潔妮認為當初外科醫師說他把馬修從鬼門關救回來了，但不確定下一步該怎麼做的時候，他就大概知道完全康復的機會極度渺茫，再過幾個星期、幾個月，機會又更低了。過了一年都沒反應的馬修，醫生就應該判定他處於永久植物人狀態才對。潔妮問有沒有人曾這樣告訴我們。

「沒有，可是就算說了，我們八成也不會接受。媽記得治療師對她說過：『我們沒有進展。』那就是他的表達方法。我想我們大概只是選擇不聽。」

我們偶爾會休息一下，潔妮會去幫我們泡咖啡。我會一邊吃著手工餅乾，一邊望著小船橫渡海灣，然後再回到沙發上，等她打開攝影機的開關。

我們談到那篇文章，我說當我知道其他家庭和我們有相同經驗的時候，讓我得到很大的安慰。

「文章裡說許多人會改變想法——從深信未來有希望變成希望家人死去。這幫助我了解我在這種情況下表現得就像一般人一樣，因為根本沒有地圖可以指引。」

潔妮告訴我外面有些在過程中與我扮演相同角色的人替自己感到驕傲。我想如果事情早點結束，我可能會感到驕傲。我知道一開始我提出移除維生設備時，我一心一意只想著什麼對馬修才是最好的。問題是過程拖得太長，等移除的時間終於到來時，我也變得不顧一切想要為了自己好。這真的很混亂。」

潔妮問為什麼我們明知道他沒有意識，仍堅持給馬修最好的照顧。

「認為別人聽不見音樂和停止放音樂給他們聽是有區別的。即使認為病人感覺不到痛楚，妳仍不希望他們長褥瘡。即使認為病人意識不到外在環境，妳仍不希望他們頂著髒亂的頭髮。我知道只要馬修的身體還活著，我就會對他所發生的一切感到心痛。我必須在乎他的身體，必須在乎是誰在幫他洗頭髮。我必須知道大家是不是對他很好，必須知道他有沒有受到良好的照料，即使我沒辦法親自去做；甚至會想反正他不會知道。」

我們談到我個人的臨終願望。

「老實說，我光是頭痛就不想活了。」我笑著說。「倒不是說如果我踢傷腳趾頭，希望有人拿鐵鎚敲我的頭替我結束痛苦，但差不多是這個意思。」

「妳會給什麼建議？」潔妮問道。「如果妳可以對剛開始這段旅程的家庭說一件事，會是什麼？」

光想到有人可能遭受到這種事就讓我覺得可怕，想了半天找不出這個問題的答案。但最後我說：「我會說，請用體貼和同情的心對待自己和身邊的人。」

「妳是不是也可以接受這樣的建議呢？」

我看著潔妮親切的臉蛋，想到她和其他家屬，我們所有人都面對過難以承受的處境。我想到我的父母，想到被他們深深疼愛的自己有多幸運。我想起我的孩子。當初大腹便便的時候，我幾乎一天到晚待在奇司威克的圖書館。館外有張長椅，上面刻了一段話：「獻給我的母親，一個勇敢又有愛心的女人。」我常常坐在長椅上看著那塊紀念板，但願能知道背後的故事。我會把雙手放在肚皮上，感覺小馬修在裡面動來動去，想知道我有一天能不能達到這樣的標準。

現在我想也許我已經達到了，也許我已經是個勇敢又有愛心的女人，也許我可以學著體貼對待自己，就像我遇到其他和我同處境的人油然而生的體貼。

「我想我可以。」我對潔妮說。

潔妮載我到火車站。回倫敦的路上，我凝視著我那滿臉淚痕、雙眼紅腫的倒影，想起過去在火車車窗上看著自己悲傷愁容的那些時刻。我發現我不再希望對過去的八年按下刪除鍵。馬修曾經需要我。我們的父母曾經需要我。我們在最殘酷的情況下完成了最艱難的任務。「這是我們給馬修最後的愛。」媽在宣誓書上說過。她說得沒錯。這些年來，我已經忘了如果不讓馬修死一定簡單得多，如果就這樣把馬修丟在那裡，永遠不去面對困難的決定一定簡單得多。但我們做了正確的事。

幾個星期後，潔妮傳給我一個連結，讓我預先觀看我的訪問片段將會放映的網站。我不太有勇氣點開來看，但在我一邊哭一邊看的同時，我開始對這個女孩產生欽佩和尊敬。這個女人非常努力地想要找到辦法訴說這說不得的故事。她看起來不奇怪，也不瘋狂。她看起來聰明、體貼、勇敢。我已經習慣去想馬修的遭遇對我而言是壓在肩上的包袱，是我說不得的負面故事，不覺得我的經驗有任何的價值。

現在我可以把自己放到更大的環境背景下檢視。我是……我不想說「受害人」，應該說是一個社會問題的「副產品」——我們不知道如何面對如今存在於生與死之間的灰色地帶。我們不知道如何處置大腦手術後的失敗結果。看到其他家屬的說法，我很訝異他們和我有同樣的想法，經常使用相同的語言。這不是集體思想，因為沒有人開誠布公地談論過。我們會擁有同樣的想法是因為我們的共同經驗。我看見一個男人幾乎一字不差地說著我以前說過的話。他說這個社會對判處死刑的連環殺手都比對我們瀕死的親人有禮貌。很多人談到了寵物，說當個可憐的動物比當個可憐的人好。我記得我帶蘇菲的貓去獸醫那邊走完她最後一段旅程，記得她最後那甜美的一聲「喵」。**比起把人活活餓死，還有更多仁慈的方法可以終結生命。**

幾天後，我夢見了馬修。他看起來不像大腦受過傷的人，臉蛋生氣蓬勃，不過有點蒼老，布滿皺紋。他有那種在監獄裡的中年男子或流浪漢或癮君子臉上會看到的神情，黯淡灰暗，看起來很疲倦。以前在斯內斯的酒館，我們看到這樣的神情會說：「有人送報紙送很久喔。」大家就會放聲大笑，但心裡知道有些人比其他人有更沉重的包袱要扛。通常這樣的人，那雙見過太多世事變化的眼睛會垂下來，不願被人看見。

然而在我的夢裡，帥氣依舊的弟弟用他有點疲倦的溫柔眼神看著我，蒼白的薄唇揚起一抹微笑。「我很慶幸妳這麼做，」他說，「謝謝妳。」

我摸著他的臉，指尖輕輕地撫過他那雙深藍色眼睛周圍的魚尾紋，然後把掌心貼在他英俊的臉蛋上。

「親愛的，」我說，「對不起。真的真的很對不起。」

「我知道，」他說，讓他的臉靠在我的手上，「我知道。」

# 最後的道別

過去這幾年，我在飛機上、火車上和高速公路的休息站裡，把故事寫進電腦和筆記本。我把小馬修送去學校後，就到街角位於泰晤士河畔的紅咖啡廳，那裡我有個固定的位置，旁邊就是插座。我找到同樣的拋棄式鋼筆，裝滿紫色墨水，習慣在附近擺個幾枝：書桌、口袋或背包，以備不時之需。我在倫敦四處奔波開會時就把故事都想好了。我漸漸愛上這條河，不再擔心自己會跳進去。我過橋時喜歡在半路停下腳步，低頭看著聖保羅大教堂，抬頭遠眺西敏寺。

活著讓我覺得很幸運。我昂首闊步地走著，有時以為自己好像浮在半空，雙腳沒有著地，但我知道不是這樣，因為我聽得見嘎答嘎答的自信腳步聲。當一切進行得很順利的時候，我可以站在擁擠的地鐵裡，直接寫在手機上。當我質疑寫這些故事究竟有何意義的時候，我會繃著臉坐在電腦前，看著擱在鍵盤上的手指。有時候我會覺得這是一種自我傷害，但我相信自己想要刺穿腫瘤的決心，現在我也確實覺得，毒素一點一滴地流乾了。

馬修的骨灰安全地放在葬禮承辦人那裡——有些骨灰最久可以追溯到五十年前——總有一天，我會去約克郡把他接回來。急什麼呢？畢竟我們仍在悲傷派對上，這場派對沒有時間沒有規則，酒館也從不休息，在裡面待一段時間就可以拿到通行證，一個蓋在手背上的印章，讓你可以自由進出，來來去去。雖然，並非時時刻刻都能隨心所欲。唯一的錯誤，也許是以為只要離開這場派對，就不會再回來了。

悲傷不是線性的，如果畫成圖表，你不會看見一條從悲傷到復原緩緩上升的斜線，而是上上下下的鋸齒狀線條。拿馬修的骨灰回來做點什麼將會有圓滿結束的想法是很吸引人，但我不確定失去弟弟的那個大洞會因此縮小，或因此變得平整。有時候，一個人的不存在，將演變成我們生活中很大的存在。

我記得酒館有個客人，他為了紀念死去的妹妹而在眼睛底下刺了一個淚珠刺青。我不會去刺一個淚珠在身上，但這就是我的感覺。維多利亞時代的人會戴胸針表示哀悼。雖然我不想戴著某樣沾滿馬修頭髮的東西，但我挺喜歡擁有個顯而易見的象徵物品。一條哀悼的緞帶。一雙黑色手套。我想我永遠都會對那樣的物品感到悲傷。

值得感謝的事也有太多太多。我打開了絕望箱，提煉出這些文字。我現在想像自己揹著一個裝載著悲傷的背包。在某種意義上來說，那是讓我安定的力量。有時候背包變得好重，我不知道能不能繼續揹下去，但大多時候可以承受，有些日子裡甚至感覺不到背包的存在。我必須相信放下背包的我——或背包變輕了的話——不會飄走。我必須相信如果我成功放下重擔，還有其他的事情在等著我。我不只是一個昏迷小子的姊姊。

我了解到每個人幾乎都有這樣的背包，世界充滿了帶著傷心故事過日子的人，被不曉得如何分享的悲傷情緒給拖垮，而我們對所有人隱瞞自己。我曾經藉著埋首書堆逃避悲傷，但現在也可以跟真正的人侃侃而談。過分依賴書本的一個問題是，我渴望在小說裡找到故事形式那種程度的完美解答。多和真正的人說話幫助我看見人生就是美好卻不完全美好的一團混亂。許多事就是不和諧，不按部就班，沒有完整的結局。

剛開始寫這本書時，我以為只要（只要！）逼自己坐下來，寫下我知道的事情。

我會釐清思緒，認清恐懼，正視心裡的內疚。該做的我都做了。但隨著時間過去，情況改變了。

我用眼睛看到的和腦袋記得的寫成故事。我對細節輕描淡寫，尤其是我的瘋狂狀態（maddery），這個詞是我向作家瑪麗安・凱耶斯（Marian Keyes）偷來的。還有我那些男朋友！我遺漏了許多重要和不重要的人，但人數真的很多。有些男人對受過傷的女人特別有興趣，有些男人覺得我早該看開。多年來我走過的地方都留下長長的碎玻璃。為了逃避悲傷，我做過很多我不自豪的事。雖然我活過來了，但我並不欣賞我那些放肆行為，我一輩子感激陌生人的體貼和朋友們的諒解。

這些日子以來，我很高興能在眾人面前做真正的自己，我不再害怕去愛。我允許自己更愛小馬修，允許讓他愛我。

「媽咪，妳什麼時候會死？」有天他問道。

「親愛的，我不知道。沒有人知道。」

「不過在我長大以前不會死，對不對？」

「但願如此，但沒人敢百分之百肯定。」

「我不想要妳死，媽咪。」

「我知道，親愛的。人死了真的很難過，但這也是沒辦法的事。」悲傷是我們為愛付出的代價。我們必須相信愛過以後失去也比從來沒愛過要來得好。我有個弟弟，我藉由愛他學會了什麼是愛，他是我心上的一塊肉，他死了。

「這肯定是一種設計缺陷吧？」我有一次對媽說。「我們人類的肉體已經很脆弱了，卻又容易因為失去彼此而在心理上受這麼重的傷，這不太對吧？」

「無論在心理上或生理上，我們都是內燃機發明前設計出來的產物不是嗎？」她回答。「如果是現在才設計的，我們就會有更堅硬的腦袋和心臟。」

馬修在我們家不再是不能說的祕密。我和爸媽經常會談到他，談到車禍後發生的事。媽說她不想和我說太多失去馬修的悲傷，因為她不想讓我覺得還有我是不夠的。她也覺得我不該以為自己比不上馬修。她說，如果當初被車撞的人是我，別人一樣會說許多我的好話，只是說出來的話不一樣。他們不會跟護理師說我以前一次可以做一百個伏地挺身，但會說我是多麼活潑有愛心的女孩，說我是如何讓身邊的人歡笑愉悅。她提醒我，在我變得悲傷沉默以前，大家常說我不需要親吻巧言石（Blarney stone），因為我天生就能說善道，連樹上的小鳥都會被我吸引。

她現在知道了我的祕密理論，知道我覺得如果當初被撞的是我，對每個人肯定比較好，而她非常不認同。

「如果不是妳，我不覺得我可以活下來。」她說。「馬修永遠不可能做妳所做的一切。他很可愛，非常可愛，但他的內心從未有過像妳那樣子的愛。他無法像妳一樣把整個家凝聚在一起。他會很傷心，非常傷心，在復健初期八成非常有想法，但很快就會失去興趣。他不會想要待在家裡看爸哭，看我懷抱著不切實際的希望，他不會有像妳一樣的體貼。我不知道要是這一路上沒有妳，我們該怎麼辦。我們需要妳，需要妳讓這個家活下去。」

現在我們家的確又恢復正常。我們把自己重新改造成一輛三輪汽車，雖然永遠比不上車禍前頂級華麗的車型，但開得挺順的。我不再覺得自己是個破掉的輪胎，也不再感覺到各種期望所帶來的重擔。我不再強迫自己樣樣都行——我只想要做我自己，而這種感覺好極了。

我們之間也不再有祕密。去年夏天的一個午後，爸在彭薩努斯家中的花園裡說了全家人和外婆一起去赫爾斯通旅行，在池塘划船的慘烈故事。我和馬修當時分別是七歲和六歲左右。爸還有點宿醉，那天是星期天，酒館下午兩點半就關門了。他本來希望溜去喝一杯，但看得出來機會渺茫。放棄後，他答應帶馬修去池塘，那裡有許多划艇，但馬修一心一意想要坐獨木舟。

「我覺得看起來不太穩耶，馬修。」爸說著，用手左右搖了搖。

「沒事的啦，爸。」馬修說完，跳進去拿起船槳。

幾分鐘過後，他們翻船了。馬修拚了老命地往前游，爸站起來才發現水深只有三十公分左右。

外婆站在岸邊說：「那是我女婿。」媽在旁邊一直要外婆別說了。

我們聽完故事哄堂大笑。小馬修在旁邊專心地聽，沒有放過任何細節。過一會兒，他問道：「還有另外一個叫馬修的男生嗎？」

「是的，寶貝，還有另外一個叫馬修的男生。」

我用他四歲小腦袋可以理解的版本把故事說給他聽。他知道我有一個弟弟因為車禍死掉了。他知道那讓我非常傷心。

我有個弟弟，他死了。我可以永無止境地詳細闡述那句話，但也許目前為止這樣就夠了。

我經常想起酒館，想起我們多喜歡在忙碌的夜晚為最後點餐時間搖大鈴，然後最後一次手忙腳亂後，對著路上宣布打烊時間到。這就是我在這裡做的事嗎？我已經為我所有的內疚搖下最後點餐的鈴，準備好宣告結束。

我知道我永遠回不去以前的我。走過煉獄後，也燒掉了一部分的我——但我接受這個事實。我偶然學到了一個新詞。金繕（Kintsugi）是一種日式陶瓷工藝，用一種刻意的方法修補瓷器，不同於把裂縫藏起來的做法，而是選擇用金箔填補裂縫，讓破損變成物品的一部分。我喜歡這個概念。

我經常受到殘缺的人吸引，並發現他們的美麗。我決定不再渴望改變，或企圖掩飾傷痕：我決定把我的殘缺視作我不可缺少的一部分，甚至是讓我美麗的一部分。我已經拾回散落各處的自己，不再覺得自己是一團散沙。

或許最不可思議的事情是我不再感到憤怒，或需要看醫生，或吃藥。現在馬修五歲了，在學校最喜歡數學。有一天他宣布他要從一數到無限大。就是這個，我心想。我的悲傷是無限的。無論何時想起我都覺得難過，無論何時想起我都會哭。但我不再期望我的眼淚會流乾，不再驚訝我儲藏悲傷的蓄水池水量如此豐沛，而且可以一添再添。我不再驚訝，我已經可以與之和平共處，我讓悲傷交織在生活當中，我可以大哭，也可以大笑。

我夢見馬修了，他在法國那個玩高空彈跳的地方，坐在攝影機旁邊。他對我露齒一笑，希望我去玩，希望我平安地飛出去再彈回來。

一路走來，我的悲傷故事變成了愛的故事。我已經明白活在這個世界上的唯一辦法，就是實踐愛的行為，但願一切能有最好的結果。

謝幕

# 給馬修的信

**親愛的馬修：**

我最最親愛的弟弟，

我一直在想《黑爵士》這部影集。你記不記得我們以前好愛看，一天到晚引用劇中的台詞？我記得第四季有段劇情是德國人把主角抓走了，並警告他們接下來發生的事。比死還痛苦，演員用愚蠢的德國口音這樣告訴他們。休想逃走，否則你們將遭受更痛苦的折磨。

「比死還痛苦又更痛苦的折磨？」黑爵士一貫地揚起眉毛說。我們笑得好厲害。你好有趣。可惜我已經忘記那是什麼樣子。我經常想起那個時候，我記得你頂著交通錐一邊跳舞，一邊拿湯匙敲我的額頭。還有《超現實大學生活》（The Young Ones）那部影集。我們會悄悄走向彼此，模仿主角的口頭禪：

「妳跳舞嗎？」

「你在問我嗎？」

「對。」

「『滾一邊去』。」

我最最親愛的弟弟，其實我想說的是，我明白到事情真的有可能更糟。你遭受了比死還痛苦又更痛苦的折磨，但最後一切都結束了，有法律上的解決方案。其他病情「比較好」的人情況反而更糟，沒有法律途徑去結束他們苟延殘喘的人生。

我煩惱了好多好多年，總想著希望讓一個心愛的人死去是多麼違背人性的一件事。我那麼愛你，怎麼會希望你死呢？但我現在明白這是一個有因果關係的問題，死亡只是結果。原因是我們能用不正常的方式延長人類的壽命，而當救生干預和大腦手術導致可怕的下場時，沒人知道接下來該怎麼辦。這就是為什麼和我同處境的人會覺得自己像個殺人凶手。不該發生這種事。我差點就要瘋了。想再看一點《黑爵士》嗎？我已經準備好像主角一樣把內褲戴在頭上，拿幾枝鉛筆插進鼻孔裡，當個沒用的傢伙。

我的寶貝兒子小馬修常常讓我想到你。我看得出來他漸漸愛上你以前喜歡的事物：Meccano 金屬組合玩具、樂高工藝系列、科學實驗。他喜歡星際大戰。我們看了一遍又一遍。有一天他說他覺得如果黑武士有爸爸媽媽照顧他的話，可能不會那麼壞。這番話既可愛又正確。我們很幸運擁有我們的父母。你記得你老想要媽幫我綁莉亞公主的髮型嗎？我把我們的合照放在錢包裡隨身帶著，照片裡的我們大概是七歲和八歲。我綁著辮子，你的手繞在其中一條辮子上。

小馬修一定會愛上酒館後面的車庫。真希望我們可以來一趟時光旅行，帶他回到車庫被拆掉改建成平房之前的樣子。他一定會被報廢機車、工具箱和各種實驗吸引。我完全不曉得你都在那裡做什麼。我不會有興趣知道你想發現什麼事；我只在乎人與人之間的互動。但是說到你和他——我希望我可以看見你們的頭湊在一起，他問你一些你知道答案的問題。我希望我可以看見你把他抱起來，把他懸在維修洞上方。我幾乎可以聽見他興奮的尖叫聲。

一切都很好。我還有十一年可以看著小馬修長大變成和你同年齡的青少年，然後他會經過你的身邊，經過我們的身邊。以某種意義上，我想像我們被時光凍結在你的車庫裡或坐在你的房間地板上聽音樂。我把一小部分的自己留在那裡，只是當然了，我確實有長大，繼續在這個世界上過生活，雖然有時候覺得這不是一種恩賜。我寫這些話的時候正在聽險峻海峽樂團（Dire Straits）的〈我的弟兄〉（Brothers in Arms）。我記得我們在彭薩努斯外婆家的河岸邊躺著晒太陽，那首歌緩緩從窗戶傳出來。那時我們距離你的悲劇還有好一段時間，距離我親眼目睹你的痛苦還有好一段時間。

我去卡迪夫接受採訪談論你的遭遇時，我說到我覺得在你這樣生不如死的情況下，我竟然還有辦法抱怨任何事，簡直就是瘋了。這讓我想起我不再和你說話的時候。事實是，我不能對你說實話。我每次和你說話時，都假設你明白我所說的一切，所以我不能告訴你少了你，有多難過。我告訴你快樂的故事和笑話。我不能告訴你我喝得爛醉倒在地上，或在別人的生日派對上，跑到廁所的地板啜泣。我不能告訴你當我漸漸明白你再也不會好起來了是什麼感覺。我不能告訴你少了你我活不下去。我不能告訴你事實，不能說你發生了什麼事，也不能說少了你的我發生了什麼事。

我很喜歡寫信給你。我覺得自己有點像哈利波特坐在意若思鏡前面看著他和死去的父母在一起的模樣。你永遠不會知道哈利波特是誰。他是一個巫師小男孩，父母在他很小的時候就過世了。意若思鏡是一種魔法，只會顯示出一個人內心最渴望的東西。我知道如果我看著那面鏡子會看到我和你，長大成人，也許兒女成群，我們的爸媽開心地站在旁邊。使用那面鏡子時要很小心，哈利就被人警告過——看得太久可能會發瘋，渴望著不可得的東西。或許有一天，我必須把大部分的愛給我的人生。我想你應該不會介意。

我當然希望你在這裡，我永遠都會想念那個你可能愛上、成為我好朋友的女人，可能成為我外甥子女的孩子。我永遠都會覺得少了你，生活黯淡無光，每個場合都可能因為你的存在而更有生氣。我想念我們可能會有的爭吵，我們可能共同承受過的重擔。我想念你曾是我最好的知己，我可以告訴你所有事，你永遠不會對我指指點點，雖然在你車禍前，我也從來沒有感覺到這種壓力。你認識我時，我只是個平凡女孩，不是努力想要成為可憐弟弟和心碎父母支柱的女孩。我想念你可能會叫我放輕鬆點。如果爸媽不必白髮人送黑髮人，我會想念在爸媽葬禮上的你。我會想念你陪我等候孫子的誕生。如果我順利變老，在我第一次覺得疲倦、第一次找到腫塊，第一次收到診斷結果時，我都會想到你。到最後我還會想你的，我好奇？大家都說最後的日子，人們會回到自己的童年。所以也許我不必想你，也許我最後的日子會跟你一起從沙發上跳出來，學習飛翔。

你的骨灰仍放在約克郡。你想要我去接你嗎，親愛的？這是你想要的嗎？我該不該去龐頓先生家把你接走，帶你去旅行？我不是非常專業的駕駛，但你不必擔心。我們可以搭火車，從唐卡斯特站到國王十字車站（King's Cross），再到帕丁頓（Paddington）然後南下到康瓦爾。我覺得康瓦爾是你的歸屬地。我想你應該撒在爸媽初次見面的土地上，到我們曾經肩並肩站在一起的地道裡。

我會帶小馬修去看你，把你的一切都告訴他，另一個叫馬修的男生，告訴他我有多愛你。也許那是另一種愛的表現，對我們所有人都是。

你錯過好多東西。你永遠不會有手機或上網。我每次發現小馬修吃著一些在我上大學前都沒見過的食物時就會想到你。我想你應該從來沒有吃過酪梨（avocado）、朝鮮薊（artichoke）、茄子（aubergine）或蘆筍（asparagus）。這些還只是A開頭的食物。

但你沒有錯過愛。你內心充滿了愛，無論你相不相信愛的存在。你在彩虹俱樂部的停車場下車時，最後一句對媽說的話就是：「我愛妳。」那時候我早已朝著音樂和喧鬧聲走去。

你現在和我好近好近了。我曾經失去你，把你埋葬在那八年底下，但現在我感覺到你了。我有時候覺得你和我一起走在街上，跟我說笑話。有天晚上，我在派對上和一個不太有禮貌的男人交談時，清楚地看見你用手指敲敲額頭，然後直愣愣地看著我。

我至今仍不知道你究竟對自己的遭遇有沒有任何意識。我希望你沒有。因為如果你的靈魂不知道這八年發生什麼，那麼你的十六個年頭是充滿快樂的。想到你從來不知道其他事感覺很棒。

如果你在某種層面上知道，如果你在那些癲癇發作後，隱約知道你遭遇了什麼事，那我很慶幸至少我們帶你走向死亡，沒有讓你繼續待在斯內斯療養院的小房間裡。正如媽說過的，那是我們給你的最後的愛。

夠了，我聽見你說。走開，看開點，別再嘮嘮叨叨的了。我已經懂了，去找點別的事做。

我遇見一個相信來生的女人。她說我應該把你想像成已經解脫了。她沒有想要說服我什麼。她只是說無論有沒有來生，你至少已經從人世間的監獄解脫了。她也說最近失去某人時，她試著去感激他們共度的那十五個年頭，而不只是想著空洞的現在，這給她很大的幫助。

我問她失去的那個人是誰。我好奇會不會是一個十五歲的孩子，或她已經認識了十五年的好友或情人。

她看起來有點尷尬。「呃，」她說，「是我的貓。」

我覺得值得慶幸的是，這件事顯示我漸漸復原健康了。以前的我，愛生氣的我，從未替波莉掉過一滴眼淚的我，嫉妒其他人的家人死得很快的我，肯定會覺得荒謬又氣憤，竟然有人把你和貓混為一談。這個新的我，柔軟版本的我覺得她很貼心，還有一點好笑。我想你也會覺得好笑。

我還有最後一件事想要告訴你，算是某種告解吧。小時候住在杏樹大道上的每個星期天下午，吃完中餐後都有甜點，你記得嗎？每次都是一樣的東西。一包六顆的凱薩琳圈圈甘草軟糖（liquorice Catherine wheel），中間夾粉紅色或藍色的什錦糖和一條紅白條紋的牛軋糖。為了公平起見，爸媽規定誰負責切，另一個人就可以先選。我想告訴你的是，我在這裡耍了點小花招，把你的份切得稍微小一點，然後拉一拉讓它看起來比較大，哄你去選。你每次都上當。

所以抱歉了。我相信你很清楚如果我可以回到過去，很多事我都會做得不一樣，我也不會騙走你應得的那一份。你可以拿走全部的牛軋糖。

愛你的，

**姊姊**

# 後記

能擁有一本書出版到這個世界上是一種奇妙又美麗的事。儘管做的是書籍相關的工作，我仍然沒有料到所有那些第一次帶給我的威力：第一次手裡捧著實體書，第一次的朗讀會，第一個書評，第一場活動，第一次收到陌生人的來信，第一次擁抱排隊等候請我簽書的讀者。

或許是因為我這本書的性質就像一場不斷演進的過程，大家從訪問和活動上問我的問題，以及他們與我分享的事情，都讓我更精確地了解自己，也幫助我形塑我的想法。

我聽到很多失去手足的人或失去一個孩子的父母告訴我，我的書幫助他們理解他們活下來的那個孩子心裡的感受。因為有了那些談話，比起從前，現在的我更清楚明白失去手足的感覺。手足是總是陪在你生命中的那個人——在我早期的記憶裡總有馬修在裡頭，他從來不曾缺席——你失去了你愛的人，自己心理上沒有完全成熟，還得面對永遠改變的父母，這就像遭受到三重打擊。我把這個想法告訴我的朋友凱洛琳。她說她記得妹妹死掉的那個晚上，她在樓上聽見父母在樓下的廚房裡啜泣。「我以前從沒聽過他們任何一個人發出像這樣的聲音。」她說，幾乎已經有三十年。

我收過有親戚處於持續性植物狀態的讀者來信，又一次地，我的經驗增長了。我一直等到出書接受訪問後才開始想到，如果處於植物人狀態的病患有孩子，是多麼恐怖的情況。長大的過程中，父母持續惡化是什麼樣的感覺？他的配偶又是什麼樣的感覺？她必須向孩子解釋為什麼爸爸沒有變好，為什麼爸爸眼睛睜著，卻一句話都不說。這對我而言彷彿另一個全新的地獄，這也是為什麼把這棘手的話題拿出來討論是如此重要的原因——我們在倫理上、道德上、法律上還沒趕上延長病患壽命的技術。

我也聽過有些人曾經目睹類似這樣複雜又漫長的死亡。我看得出來這個問題日益增加，未來的日子裡將會有越來越多人受到影響。

大家經常問我這本書在出版前，我的父母參與了多少，他們又對這一切有什麼感覺。我在寫書的每個階段都有請教他們，少了他們的青睞，我想我無法完成這本書。他們對這本書的迴響感到自豪，也很喜歡到活動現場朗讀我收到的讀者來信。

每次爸爸回憶起那些時光，總是特別傷心。我在寫作期間經常思考讓他們受這些苦究竟對不對，但我必須堅信這樣做對我、對他們、對小馬修才是比較好的。我們必須打破沉默，正視發生在馬修身上的一切。

許多人告訴我他們對家中這種不言而喻的沉默並不陌生；他們會把我的書拿給其他人看，希望鼓勵他們說出自己的痛苦或失去。

有人問我寫作是否有助於治療。我覺得是的——我知道我比以前感覺好多了，因為我成功克服這個複雜的問題，並寫了下來。腦海裡的混亂思緒和內心深處的悲傷已經被我拿出來放進書中。光是知道這本書對別人有幫助感覺就像一種奇蹟。但我仍在努力中，仍努力地在克服那如鋸齒狀上上下下永無止境的悲傷，並竭盡全力地過生活，活出我的意義。

那難倒我多年的問題是，馬修是否會為我驕傲。我的腦袋無法去思考太多的假設。況且，與他的重大遭遇相比，我的心路歷程根本對他毫無價值。後來，我又多想了一下，可以想像他說：「哭成這樣搞什麼？」以及「老天啊，妳就不能看開點，去做點別的事嗎？」

後來，神經外科醫師亨利・馬許在《新政治家雜誌》（New Stateman）上評論我的書時，非常出色地把書中內容置於當今的背景下做探討，我可以想像馬修對這件事會相當驕傲。「總算啊。」我聽見他說。「妳總算注意到妳應該用妳的文字去確保其他的可憐蟲不會像我一樣躺在那裡八年。」

馬修經常跳出來取笑我，罵我，並主動提供我工作上的建議。（妳他媽的浪費時間擔心那種事幹什麼？）他總是髒話連篇，總是在大笑，總是鼓勵我去過一個更豐富的人生。我不曉得他是在我腦中或以某種方式存在——這大概也不重要，能擁有一部分的他，得以知道他的說話方式和想法，就是上天賜予的禮物。

我在布里斯托的一個場合說到我經常覺得自己被困在錯誤的故事裡，大概是因為我看了太多小說。例如凱特・阿特金（Kate Atkinson）的《娥蘇拉的生生世世》（*Life After Life*）或勞拉・巴奈特（Laura Barnett）的《不同版本的我們》（*The Versions of Us*），書中內容不斷出現平行世界，在那裡有些大事發生了，有些沒有發生。我經常覺得我不僅是書中的角色，也覺得外面真的有個平行的世界——無論在真實生活或書裡，有個沒受過打擊的我過著快樂的生活。

布里斯托的觀眾席裡有人問我是否想過人生本來可能更糟，我其實是託了馬修那場車禍的福才成為一個更堅強的人。

「喔，不。」我說。「在另一個世界裡——被車禍奪走的那個，我弟弟就是一個外科醫生，而不是被外科醫生動手術的病患；我已經寫了很多本書；我們的孩子是好朋友……」

我無法繼續往下說。想到兒子可能擁有的小表弟小表妹實在太叫人痛苦。突然間，我成了孤單一人，在趕火車返家的路上迷了路，差點被公車撞，恐慌感陣陣湧上心頭。有那麼一會兒，我以為我要昏倒了，但我控制住呼吸，一步一腳印找到前往火車站的方向。在回家的火車上——又是火車，我向來喜歡在火車上思考，我明白我現在該做的是融入現在的故事情節，而不是一直渴望得到逝去的故事。

這就是我現在在努力的目標。世界很殘酷，但也存在著美好。也許訣竅就在於我們選擇追求什麼。

我發現我最看重的事情是與別人之間的誠實交流。我以前只敢在書中尋找那樣的故事，但現在我在真實世界的人們身上看到了。藉由寫下我的痛苦，藉由寫下一個家庭的心碎故事，讓其他人去理解並找到共同點和安慰，我打開了人與人之間的對話。這就是我樂於擁有的。

**凱西・瑞森布克**

二〇一六年五月，於倫敦

# 謝辭

撰寫回憶錄的技巧在於很多人會被排除在外，所以我在這裡首先要感謝的是所有愛過馬修的人——希望你們覺得我把他寫進書裡表現得不錯。我同時要非常感謝所有的好朋友，在我開口閉口都是馬修的時候幫我擦眼淚，還要謝謝最近的許多朋友，看了我的書才發現他們對我有很多地方不了解，想必一頭霧水吧。我的沉默寡言不是因為缺乏愛，而是擔心如果一說就停不下來。我真心感謝所有人的親切善意。

工作是我的救星。我想要跟每一個曾經和我一起站在吧檯後面或收銀台旁的人打招呼，跟我送上啤酒或書籍時那些親切又有趣的人問好。我對鐘與花冠酒館的客人和在水石書店及哈查茲書店（Hatchards）的所有同仁有一份特別的愛。賣書救了我一命，我覺得這種說法一點也不誇張，我會永遠記得找到歸屬時的喜悅。就在最近，我要感謝蓋爾・羅貝克（Gail Rebuck）告訴我去追求一些更大的夢想。感謝茱莉亞・金斯福德（Julia Kingsford）、麗莎・米爾頓（Lisa Milton）和珍妮・喬凡尼（Janine Giovanni）鼓勵我要相信自己。感謝克萊兒・德布薩（Claire de Boursac）和喬・道森（Jo Dawson）指引我在快讀的日子。感謝奈杰爾・羅比（Nigel Roby）、菲利浦・瓊斯（Philip Jones）和班尼迪克・佩姬（Benedict Page）讓我在《書商雜誌》感到如沐春風。

我丈夫歐文總是用體貼和幽默應對我變幻莫測的想法，而且在很久以前就相信我會寫出一本書，同樣相信我的還有親愛的朋友約翰、麗姿和喬・道森。我要感謝湯姆・帕瑪（Tom Palmer）告訴我把故事寫下來，然後用半鼓勵、半威脅的奇妙方式確認我有沒有乖乖去做。

我仍不太相信喬・安文（Jo Unwin）和法蘭希斯卡・梅因（Francesca Main）是「我的」經紀人和「我的」編輯，他們是超過金錢的珍寶。我永遠感謝他們用技巧和體貼從我身上挖出這個故事，幫助我完成這本書。衷心感謝皮卡德爾出版社（Picador）和麥克米倫出版公司

（Pan Macmillan）的所有人，尤其是杰夫・達菲爾德（Geoff Duffield）、安娜・龐德（Anna Bond）、保羅・保格利（Paul Baggaley）、卡蜜拉・愛爾沃斯（Camilla Elworthy）、賈斯汀・安威勒爾（Justin Anweiler）、強・米歇爾（Jon Mitchell）、克萊兒・蓋岑（Claire Gatzen）、尼扎・努賽貝（Nuzha Nuseibeh），感謝茱莉葉・凡奧斯（Juliet Van Oss）為本書審稿。

找到〈長期意識障礙〉那篇報告給了我重生的力量，認識潔妮・基青格和茱莉・萊特姆（Julie Latchem）也給我同樣的感覺。各位可以在www.cdoc.org.uk的網址找到更多他們的研究成果，包括昏迷透過媒體再現的精彩報告。

我不確定二十一世紀的女人是否需要一個自己的房間來寫作——我就沒有——但好的幼托絕對不可少，所以我要感謝我的保母利奈特・愛斯克（Lynette Elske）。感謝我的父母、我的阿姨瑪利・包耶（Marion Bowyer）和我的婆婆艾達・瑞森布克（Ada Rentzenbrink），謝謝妳總是固定下來照顧馬修，讓我得以從混亂的房子裡解脫。

再次謝謝我的父母陪我一起走過這段艱辛的路。沒有他們的勇氣，我和這本書都不會存在。

最後要獻給我的小夥伴，馬修・瑞森布克（Matthew Jan Rentzenbrink）。他是個快樂又有感染力的孩子，也是回憶的催化劑。每次我對他唱著爸爸唱給我們聽的歌，我就覺得身邊充滿了愛。

不知道明天會發生什麼
也許是煩惱和憂愁
我們會一路旅行，唱著我們的歌，肩並著肩。

國家圖書館預行編目資料

愛的最後一幕/凱西・瑞森布克(Cathy Rentzenbrink)作. --初版. --臺北市:寶瓶文化, 2018.06面 ; 公分. -- (Restart ; 015)

譯自 : The Last Act of Love:The Story of My Brother and His Sister
ISBN 978-986-406-123-5(平裝)
1.安寧照護 2.生命終期照護 3.照顧者

419.825 107007791

Restart 015

# 愛的最後一幕

作者/凱西・瑞森布克(Cathy Rentzenbrink) 譯者/周倩如

發行人/張寶琴
社長兼總編輯/朱亞君
副總編輯/張純玲
資深編輯/丁慧瑋
編輯/周美珊・林婕伃
美術主編/林慧雯
校對/周美珊・陳佩伶・劉素芬
業務經理/黃秀美 企劃專員/林歆婕
財務主任/歐素琪 業務專員/林裕翔
出版者/寶瓶文化事業股份有限公司
地址/台北市110信義區基隆路一段180號8樓
電話/(02)27494988 傳真/(02)27495072
郵政劃撥/19446403 寶瓶文化事業股份有限公司
印刷廠/世和印製企業有限公司
總經銷/大和書報圖書股份有限公司 電話/(02)89902588
地址/新北市五股工業區五工五路2號 傳真/(02)22997900
E-mail/aquarius@udngroup.com

著作完成日期/二〇一五年
初版一刷日期/二〇一八年六月
初版二刷日期/二〇一八年六月五日

ISBN/ 978-986-406-123-5
定價/三六〇元

AQUARIUS 寶瓶 文化事業

# 愛書人卡

感謝您熱心的為我們填寫，
對您的意見，我們會認真的加以參考，
希望寶瓶文化推出的每一本書，都能得到您的肯定與永遠的支持。

**系列：Restart 015　書名：愛的最後一幕**

1. 姓名：＿＿＿＿＿＿＿＿　性別：□男　□女

2. 生日：＿＿年＿＿月＿＿日

3. 教育程度：□大學以上　□大學　□專科　□高中、高職　□高中職以下

4. 職業：＿＿＿＿＿＿＿

5. 聯絡地址：＿＿＿＿＿＿＿＿＿＿＿＿＿＿＿＿＿＿＿＿＿＿

聯絡電話：＿＿＿＿＿＿＿＿　手機：＿＿＿＿＿＿＿＿

6. E-mail信箱：＿＿＿＿＿＿＿＿＿＿＿＿＿＿＿＿

□同意　□不同意　免費獲得寶瓶文化叢書訊息

7. 購買日期：＿＿ 年 ＿＿ 月 ＿＿日

8. 您得知本書的管道：□報紙／雜誌　□電視／電台　□親友介紹　□逛書店　□網路　□傳單／海報　□廣告　□其他

9. 您在哪裡買到本書：□書店，店名＿＿＿＿＿　□劃撥　□現場活動　□贈書　□網路購書，網站名稱：＿＿＿＿＿＿　□其他＿＿＿＿＿

10. 對本書的建議：（請填代號　1. 滿意　2. 尚可　3. 再改進，請提供意見）

內容：＿＿＿＿＿＿＿＿＿＿＿＿

封面：＿＿＿＿＿＿＿＿＿＿＿＿

編排：＿＿＿＿＿＿＿＿＿＿＿＿

其他：＿＿＿＿＿＿＿＿＿＿＿＿

綜合意見：＿＿＿＿＿＿＿＿＿＿＿＿＿＿＿＿＿＿＿＿＿＿＿＿＿＿＿

11. 希望我們未來出版哪一類的書籍：

讓文字與書寫的聲音大鳴大放

寶瓶文化事業股份有限公司

（請沿此虛線剪下）

| 廣　告　回　函 |
| --- |
| 北區郵政管理局登記 |
| 證北台字15345號 |
| 免貼郵票 |

寶瓶文化事業股份有限公司　收

110台北市信義區基隆路一段180號8樓

8F,180 KEELUNG RD.,SEC.1,

TAIPEI.(110)TAIWAN R.O.C.

（請沿虛線對折後寄回，或傳真至02-27495072。謝謝）